儿科
常见病治疗与儿童保健

ERKE CHANGJIANBING ZHILIAO YU ERTONG BAOJIAN

主编 赵亚楠 朱红梅 董红昌 姚 云

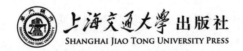

上海交通大学出版社
SHANGHAI JIAO TONG UNIVERSITY PRESS

内容提要

本书编写立足于临床实践，介绍了儿童生长发育的相关内容，重点解读了循环系统、呼吸系统、消化系统等儿科常见病的诊断与治疗方法，对于儿童营养性疾病给出了诊疗及预防建议。本书适合各级医院儿科医师及相关从业者参考使用。

图书在版编目（CIP）数据

儿科常见病治疗与儿童保健／赵亚楠等主编. --上海：上海交通大学出版社，2023.12

ISBN 978-7-313-29361-9

Ⅰ. ①儿… Ⅱ. ①赵… Ⅲ. ①小儿疾病－常见病－治疗②儿童－保健 Ⅳ. ①R72②R179

中国国家版本馆CIP数据核字（2023）第169947号

儿科常见病治疗与儿童保健
ERKE CHANGJIANBING ZHILIAO YU ERTONG BAOJIAN

主　　编：赵亚楠　朱红梅　董红昌　姚　云

出版发行：上海交通大学出版社　　　　　地　　址：上海市番禺路951号

邮政编码：200030　　　　　　　　　　电　　话：021-64071208

印　　制：广东虎彩云印刷有限公司

开　　本：710mm×1000mm 1/16　　　经　　销：全国新华书店

字　　数：216千字　　　　　　　　　印　　张：12.25

版　　次：2023年12月第1版　　　　　插　　页：2

书　　号：ISBN 978-7-313-29361-9　　印　　次：2023年12月第1次印刷

定　　价：198.00元

编委会

◎ **主　编**

赵亚楠（山东省滕州市妇幼保健院）

朱红梅（山东省滕州市妇幼保健院）

董红昌（山东省阳信县中医医院）

姚　云（山东省枣庄市妇幼保健院）

◎ **副主编**

吴忠强（山东省泰安市妇幼保健院）

孙海蓉（山东省济南市历下区人民医院）

王茂荣（湖北省襄阳市南漳县妇幼保健院）

沈小敏（湖北省宜城市人民医院）

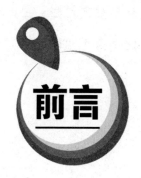

前言

　　儿科学是一门研究儿童发育、保健和疾病防治的临床学科，涵盖了从新生儿到青少年的各个年龄段，涉及多个系统疾病的诊断和治疗。随着医学科技的进步和社会对儿童健康关注度的提高，儿科诊疗的方法和策略也在不断发展。在儿科疾病的早期预防、个性化治疗、病例管理与健康教育方面有了长足的进步。儿科疾病诊疗的发展要求儿科医师对不同年龄段患儿的生理和心理发展有深入的了解，掌握儿科常见疾病的发病特点、临床表现及诊疗方式。为帮助相关从业者更好地理解和应对儿科常见疾病、提供优质的诊疗服务，我们特邀请了儿科的专家、学者共同编写了《儿科常见病治疗与儿童保健》一书。

　　本书力求提供全面、准确的儿科常见病治疗建议。在内容编排上，首先介绍了儿童生长发育，包括儿童体格发育的基本内容与评价、儿童体格发育异常的因素等内容；然后解读了循环系统、呼吸系统、消化系统等疾病的病因、发病机制、诊断与鉴别诊断、治疗方法和预后措施；最后对于儿童营养性疾病也给出了诊疗及预防意见。本书内容丰富、专业性强，对于儿科常见疾病的治疗和儿童保健有一定指导作用，适合各级医院儿科医师、相关从业者及医学院校学生参考使用。

在本书编写过程中,由于编者的编写经验不足、编写时间紧张,加之儿科学范围广泛、知识更新速度较快,书中存在的不足之处,恳请广大读者批评指正,以期再版时修正完善。

《儿科常见病治疗与儿童保健》编委会
2023 年 6 月

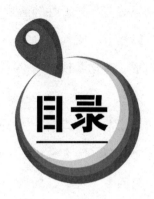

目录

第一章 儿童生长发育

第一节 儿童体格发育的基本内容与评价

儿童体格发育评价是一种以体格生长标准为依据,判断个体儿童或群体儿童生长状况的过程。通过数学的统计分析方法来反映儿童生长的生物学特征。儿童处于快速生长发育阶段,身体形态及各部分比例变化较大,同时,儿童生长发育阶段有自身的规律与特点。通过对儿童个体的体格评价,能够了解儿童既往与近期营养状况,并可预测发育趋势。对群体儿童的体格评价,不仅能了解本地区儿童的营养状况,而且可间接反映该地区的经济、文化、教育及社会文明程度的发展水平。体格发育评价需要有儿童体格生长的常模数据,即具有代表性人群的体格生长测量值作为参考,其主要指标为身高(长)、体重等。此外,根据临床工作及研究内容,可选择其他生长指标,如头围、胸围、上臂围、腰围、皮褶厚度、上部量、下部量等。正确评价儿童体格生长状况,必须采用规范的测量用具及统一的测量方法。根据儿童各阶段生长发育规律,评价其生长发育状况,早期发现问题,及时给予指导与干预,以利于儿童的健康成长。

一、儿童体格发育的基本内容与规律

处于生长发育中的儿童,其身体形态变化较大,临床医师可定期对儿童进行体格测量,并对测量结果做出合理评价。

(一)体重增长

1.新生儿期

出生体重与胎次、胎龄、性别及宫内营养状况有关,足月男婴的出生体重为(3.33±0.39)kg,女婴为(3.24±0.39)kg,与世界卫生组织的参考值相近(男

3.3 kg,女 3.2 kg)。正常足月产儿出生后第一个月体重增加可达 1～1.7 kg,可伴有生理性体重下降,是由于最初 2～3 天摄入少,水分丧失和胎粪及小便排出,体重可减轻 3%～9%,至 7～10 天可恢复到出生时体重。若下降的幅度超过 10%或至出生后第 10 天仍未恢复,则为病理状态,应及时分析其原因。

2.婴儿期

出生后立即呈现生长的第一个高峰,这是胎儿宫内生长的延续。正常情况下,婴儿期前 3 个月增长速度最快,以后随月龄增长而逐渐减慢。3 个月时可达出生体重的 2 倍(约 6 kg),与此后 9 个月期间体重的增加值几乎相等。1 周岁时,约为出生体重的 3 倍(约 9 kg)。其估算公式为:1～6 个月体重(kg)=出生体重(kg)+月龄×0.7(kg);7～12 个月体重(kg)=出生体重(kg)+6×0.7(kg)+(月龄-6)×0.3(kg),或者为:3～12 月婴儿体重(kg)=[年龄(月)+9]/2。

3.儿童期

1～2 岁之间,体重可增长约 3 kg。2～10 岁间,每年增长约 2 kg。其估算公式为:2 岁至青春期前体重(kg)=年龄(岁)×2(kg)+8(kg),或者为:1～6 岁儿童体重(kg)=年龄(岁)×2+8 kg;7～12 岁儿童体重(kg)=[年龄(岁)×7-5 kg]/2,或=年龄(岁)×3+2 kg。体重增长的规律可用曲线表示,同龄儿童体重的个体差异较大,波动范围可在±10%。

4.青春期

进入青春期后,体重的增长呈现第二个高峰,此时体重增长明显加快,男孩每年增重约 5 kg,女孩约 4 kg。由于体重的增加并非呈等速,临床应用时应以测量自身体重的增长变化为依据。

(二)身高(长)的增长

其增长规律与体重的增长相似,也表现为婴儿期和青春期两个生长高峰,年龄越小身高增长越快。出生时,男、女婴儿为 46～53 cm,生后第一年身长增长最快,约为 25 cm;前 3 个月身长增长 11～13 cm,约等于后 9 个月的增长值,1 岁儿童的身长约 75 cm。1～2 岁时,身长增长速度减慢,为 10～12 cm,即 2 岁时身长约 87 cm。2 岁以后,身高平均每年增长 6～7 cm,在青春期时,生长突然加快,其估算公式为:2～12 岁的身高(cm)=年龄(岁)×7+77(cm)。由于儿童身高的增加并非呈等速,同龄的身高波动范围可在 30%以内,临床应用时应以测量自身身高的增长变化为依据。2 岁以后每年身高增长若低于 5 cm,可视为儿童生长速度下降。身高的增长主要受遗传、内分泌、母体营养与健康状况的影响,尤其是宫内生长水平的影响,而短期患病、营养波动一般不会影响身高的增长。

(三)头围增长

胎儿期脑的生长居全身各系统之首,出生时头围相对较大,平均可达 33～34 cm。

1.头围

第一年前 3 个月头围的增长可达 6 cm,约等于后 9 个月增长值之和(也为 6 cm),1 岁时头围约 46 cm。生后第 2 年头围增长速度减慢,全年约为 2 cm,2 岁时头围约 48 cm;2～15 岁头围仅增加 6～7 cm。5 岁时可达 50 cm,15 岁时可基本接近成人水平,平均 54～58 cm。头围的增长是脑发育的重要指标之一,临床中测量 2 岁以内头围最具诊断价值。连续追踪测量头围比 1 次测量更为重要,婴儿期若头围测量值小于均值减 2 个标准差(SD),常提示有脑发育不良;若头围增长过快常提示脑积水。

2.囟门

包括前囟门与后囟门,出生时前囟大小为 1.5～2.5 cm(对边中点连线的距离)。在生后数月随着头围的增大而稍变大,6 个月以后逐渐骨化而变小,正常健康儿童前囟约在生后 12～18 个月闭合。后囟门是由顶骨和枕骨形成的三角形间隙,出生时已闭合或很小,一般在生后 6～8 周闭合。

(四)胸围增长

胸廓在婴儿期呈圆筒形,前后左右径相等;出生时胸围比头围小 1～2 cm,平均 32 cm。1 周岁时,胸围与头围相等,大约 46 cm,形成了所谓的头胸围交叉。1～2 岁时增加 3 cm,大约 49 cm;3～12 岁胸围平均每年增加 1 cm。2 岁后胸围超过头围的厘米数约等于其周岁数减 1,到青春期增长又加速。头胸围交叉出现的时间常作为营养状况的优劣指标,一般营养状况好的小儿头胸围交叉出现早,反之则推迟。儿童胸廓生长除营养因素外,与各种体格锻炼的活动质量也有关。

(五)指距的增长

反映上肢长骨的增长,正常情况下指距略小于身高 1～2 cm,若指距大于身高 2 cm,对诊断长骨的异常生长有一定的参考价值。

(六)腹围的增长

代表腹部发育情况。2 岁前腹围与胸围相等,2 岁后则腹围小于胸围。新生儿期由于肠管相对较长,且腹壁肌肉薄弱,腹部常较饱满,以后逐渐变平,但此测量值易受各种因素的影响,正常范围伸缩性很大,因此一般不测量。若患有腹部疾病,如腹水、巨结肠时,应及时测量。若腹围过小则不利于肝脏发育。

(七)上臂围的增长

代表上臂肌肉、骨骼、皮下脂肪和皮肤的发育,可反映儿童的营养状况,特别适合5岁以下儿童筛查营养状况。婴儿出生后上臂围增长较快,第一年可从11 cm增长至16 cm,共增长约5 cm。1～5岁间增加1～2 cm。1～5岁小儿臂围若>13.5 cm则营养良好,若在12.5～13.5 cm之间则为营养中等,若<12.5 cm则是营养不良。

(八)青春期的体格生长特征

青春期的儿童受性激素的影响,其体格增长迅速,呈现生长的第二个高峰,身高增加值约占最终身高的15%,且有明显的性别差异。男孩的身高增长高峰约晚于女孩2年,且每年身高的增长值大于女孩,因此男孩比女孩高。女童以乳房发育(9～11岁),男童以睾丸增大为标志(11～13岁),青春期身高突增的时间一般持续3年左右。男孩每年可增长7～12 cm,平均10 cm,整个突增期平均长高28 cm;女孩每年可增长6～11 cm,平均9 cm,整个突增期平均长高25 cm。因此,儿童生长的年龄相同,若生长的第二个高峰提前,则停止生长时间也较早,若儿童期生长时间延长,即使生长的第二个高峰发动延缓,其最终身高生长的潜力能得到较好的增长,仍可达到正常人群的良好范围。男童骨龄为15岁,女童骨龄为13岁时,已达最终身高的95%。直到女童17岁,男童20岁身高基本停止增长。此期儿童的体重增加与身高平行,内脏器官也生长,体型发生了显著改变,女童耻骨与髂骨下部的生长与脂肪堆积,使臀围加大,而男童则肩部增宽,下肢较长,肌肉增强,呈现男女童不同的体型特点。

二、儿童体格发育评价的基本内容

体格生长评价内容包括生长水平、生长速度以及匀称度。

(一)生长水平

将某一年龄时点所获得的某一项体格生长指标测量值(横断面测量)与参考人群值比较,得到该儿童在同质人群中所处的位置,即此儿童该项体格生长指标在此年龄时点的生长水平,可用于个体或群体儿童的评价。其优点是简单、易掌握和应用简便。生长是一连续过程,1次测量值不能反映是属于正常范围的差异,还是生长的偏离,也不能直接估计生长的过程,仅反映目前的状况,既不能反映过去存在的问题,也不能预示该儿童的生长趋势。

(二)生长速率

对某一项体格生长指标定期连续测量(纵向观察),又称监测,获得该项指标在某一年龄阶段的增长值,再将该增长值与参照人群值比较,得到该儿童该项体格生长指标的生长速率,结果以正常、下降、缓慢、加速等表示。通过动态纵向观察个体的生长速率可了解其生长轨迹与趋势,反映遗传、环境的影响。生长速率的评价较发育水平更能了解儿童生长状况,生长速率正常的儿童则生长基本正常。以曲线图法表示生长速度,既简单、直观,又能早期发现体格生长偏离。定期体格检查是生长速度评价的关键,儿童年龄越小,生长越快,发现问题后纠正恢复也越容易。儿童正常生长速率的参考范围是:婴儿期≥23 cm,生后第二年≥8 cm,生后第 3 年≥7 cm,3 岁至青春期前每年≥5 cm。如果生长速率低于以上水平,则应警惕可能有身高生长迟缓的危险。提倡 6 个月以内的儿童宜每月测量 1 次,6～12 个月时应每 2 月 1 次,1～2 岁时则每 3 个月 1 次,3～6 岁时可每半年 1 次,6 岁以上者应每年 1 次,若是高危儿、体弱儿宜适当增加观察次数。

(三)身体匀称度

通过对人体的重量、长度、围度等指标进行有目的的数学组合来评价,也称指数评价。体重和身高位于同一百分位数(P)水平,表明体态匀称。体型匀称度可判断胖、瘦的程度和倾向,而身材匀称度可判断身体上、下肢比例。

1.体型匀称度

临床上常选用身高/体重来表示一定身高的相应体重增长状况,间接反映身体的密度与充实度,将实际测量值与参照人群值比较,结果常以等级表示。体质指数(BMI)则更能说明身体匀称度,年龄和性别的 BMI 位于 P50,表明体型匀称,BMI≥P85 为超重;BMI≥P97 为肥胖。

2.身材匀称度

以坐高(顶臀高)/身高(长)的比值反映下肢发育状况,按实际测量值与参照人群值比较,结果以匀称、不匀称表示。

三、儿童体格发育评价的基本要求

(一)参照标准

使用不同的儿童生长常模,即生长参照值可得出不同的结论,因此正确选择和使用儿童生长常模或生长参照值非常重要。一般采用具有代表性人群的体格生长测量值作为参考,对个体儿童的评价,最好采用本国儿童的生长常模,群体儿童评价采用本国标准进行不同地区人群间的比较;采用国际生长常模以进行不同种族人群间的比较。①现状标准:样本来源于某地的整体人群,一般未做严格的选择,仅剔除曾患有各种明显的急、慢性疾病和各种畸形的儿童而得出的参考值。此标准是一个国家或一个地区在某段时间内某一特定人群(如城市、农村)正常儿童的体格生长水平。②理想标准:样本来源于营养状况较好、身体健康、居住在适宜环境中并有良好医疗保健服务的儿童人群而制定的参考值,称为理想标准采用不同的标准,对同一儿童的评价结果有所不同。

(二)界值点的选择

选择参考值的正常值范围,从统计学角度来评价时,可采用 P3～P97 作为界值点(正常范围),但在常规工作中,可根据具体情况进行选择参考值和界点,如某地区的资源有限,可选用较低的界值点来筛查。

(三)可靠的测量数据

应采用规范、准确、恒定的工具及正确的测量方法,定期进行测量,测量需由受过专业训练的人员实施。称重时,婴儿可取卧位,1～3 岁幼儿可坐位,3 岁以上可站立位。3 岁以内儿童应仰卧位测量身长,3 岁后应立位测量身高,3 岁内采用软尺测量头围。准确读取所测数据。

(四)横向与纵向的比较观察

儿童在生长发育过程中获取体格测量资料,可选择各种方法推荐的合适的参照人群值进行比较,以了解个体在同龄儿童人群中的位置。而定期纵向观察可发现个体生长轨迹,了解儿童生长趋势。新生儿访视 4 次,<6 个月龄儿童每月 1 次,6～12 个月龄每 2 个月 1 次,1～3 岁每 3 个月 1 次,3～6 岁每半年 1 次,≥6 岁每年 1 次进行体格测量。高危儿、体弱儿童宜适当增加观察次数。在纵向观察中,最常用的是生长曲线图,其优点是简便、直观,不仅能准确、快速地了解儿童生长水平,还能通过连续追踪获得儿童生长的“轨迹”,以及时发现生长偏离现象,并采取干预措施。

四、儿童体格发育评价的基本方法

依据体格发育指标,儿童体格发育的基本评价方法如下。

(一)均值离差法

以某一生长参考值为依据,按其均数 $\overline{X}$ 和 SD 评价,适用于正态分布状况的现状评价。通常 $\overline{X}\pm1SD$ 包含总体人群的 68.3% ，$\overline{X}\pm2SD$ 则包含总体人群的 95.4% ，而 $\overline{X}\pm3SD$ 却包含总体人群的 99.7% 。根据离差范围的不同可分为不同等级，如六等级法 $\overline{X}+1SD$ 的范围而为中 $+$ 、$\overline{X}-1SD$ 的范围为中 $-$ 、$\overline{X}+(1\sim2SD)$ 的范围为中上、$\overline{X}-(1\sim2SD)$ 为中下、$>\overline{X}+2SD$ 为上、$\overline{X}-2SD$ 为下。又如五等级法，则是在六等级法中，将 $+1SD$ 和 $-1SD$ 合并，即中 $+$ 和中 $-$ 合并为中，即 $<\overline{X}-2SD$ 为下等、$\overline{X}-(1\sim2SD)$ 为中下等、$\overline{X}\pm1SD$ 为中等、$\overline{X}+(1\sim2SD)$ 为中上等、$\overline{X}+2SD$ 为上等。通过定期、连续测量某项生长指标（身高、体重等），获得该项指标在某一年龄段增长情况，与参考人群值进行比较，多用于评价个体儿童。

(二)百分位数法

适用于正态或非正态分布状况的现状评价。当人群调查结果呈偏态分布时，该方法更能准确地反映现况。在正态分布时，百分位数法与均值离差法相当接近。评价时，常以 P3、P10、P25、P50、P75、P90、P97、的数值来划分等级。P3 相当于离差法的均值减 2SD（$\overline{X}-2SD$）；P97 则相当于离差法的均值加 2SD（$\overline{X}+2SD$）；从 P3 到 P97 包括全部样本的 95%；P50 即为中位数，约与均值 $\overline{X}$ 相当。用该法连续观察儿童生长发育速度，方法简便，既能准确地反映儿童的发育水平，又可对儿童的某项指标的生长进行准确、连续的动态追踪观察。

(三)曲线图法

根据体格生长参考值，在身高、体重图上连成曲线绘制，图的底端为年龄刻度，每月 1 格、左侧是体重或身高的数值，图中有 3 条参考曲线，最上端一条为 P97，最下端的是 P3，中间一条则为 P50。①正常增长：与参照曲线相比，儿童的自身生长曲线与参照曲线平行上升即为正常增长。②增长不良：与参照曲线相比，儿童的自身生长曲线上升缓慢，增长不足（增长值为正数，但低于参照速度标准），持平（不增，增长值为零）或下降（增长值为负数）。③增长过速：与参照曲线相比，儿童的自身生长曲线上升过速（增长值超过参照速度标准）。通过定期、连续的体格测量和评价，可直观地反映儿童生长的水平和速度，动态地观察其生长的趋势，可早期发现生长迟缓现象。通过使用该评价方法，父母可亲自监测儿童的营养状况，及时发现问题，提高家庭自我保护能力，有利于促进儿童健康成长。

(四)标准差的离差法(Z 评分)

该方法可反映个体或群体儿童的生长现况，是学龄前儿童群体营养状况评价时最常用的方法之一。Z 值在 ±2 以内为正常范围。个体值大于平均数值时，

Z 值为正,反之为负,其优点在于标化了年龄,可进行跨年龄组的分析。在群体水平上,不但可以估计低于或高于某界值点的儿童比例,而且可以计算出群体 Z 值的均数和标准差,利用 t 检验、回归分析等进行统计分析,可区分营养不良的严重程度。但在使用 Z 值时要根据排除标准剔除不合理数据。个体正负值的变化表明体格生长状况的动态变化。

(五)指数法

主要用于身体匀称度的评价。可通过对人体的重量、长度、围度等指标进行有目的的数学组合,以评价儿童的身体匀称度。

1.Kaup 指数

表示一定的体积的重量和机体组织的密度,是国际上推荐评价 2～19 岁儿童和青少年肥胖的首选指标。其计算公式:婴儿为[体重(g)/身高(cm)^2]×10,幼儿为[体重(g)/身高(cm)^2]×10 000。Kaup 指数＜15 有消瘦倾向,15～18 为正常,＞18 则有肥胖倾向。

2.BMI

代表体型匀称性,其计算公式为:BMI＝[体重(kg)/身高(m^2)],该指数与 Kaup 指数仅换算单位不同,其实际意义一致。由于儿童、青少年的脂肪细胞随着年龄改变、性别的不同而不同,因此,BMI 具有年龄、性别的特异性。BMI 值在 P85 与 P95 之间为超重,超过 P95 为肥胖。世界卫生组织制定的 BMI 界限值随年龄而变化,18 岁 BMI 在 25.0～29.9 为超重,BMI≥30 为肥胖。

3.身高 BMI

以相对体重来反映人体的密度和充实度,计算公式为[体重(kg)/身高(cm)]×1 000。

4.劳雷尔指数

多用于学龄儿童,计算公式为[体重(g)/身高(cm)^3×10^7]。表示每单位体积的体重,反映了人体的营养和充实程度。

5.身高胸围指数

反映胸围与身高之间的比例关系。与儿童的胸廓发育及皮下脂肪有关。可反映体型的粗壮或纤细。计算公式为[胸围(cm)/身高(cm)]×100。

6.维尔维克指数

是身高体重指数与身高胸围指数的总和,反映人体的体型、营养状况,并与心、肺呼吸功能有关。其计算公式为{[体重(kg)＋胸围(cm)/身高(cm)]}×100。

7.坐高/身高指数

反映了上、下身长度的比例。指上身占整个身长的比例。随着年龄增加,上身占身长的比例逐渐减少,而下身所占的比例逐渐增加。新生儿为 66.57%～66.64%,6～7 岁为 55.91%～56.89%。约在 12 岁时,上、下身长度接近,即上身占身长的比例在 50% 左右,其计算公式为:[坐高(cm)/身高(cm)]×100。

(六)儿童骨龄评价

通过 X 线检查长骨骨骺端骨化中心出现的时间、数目及干骺端融合的情况,来评价儿童生长的生物学特征。它是反映儿童真实骨发育状况的客观指标,与儿童身高生长关系极为密切。它是通过衡量骨骼发育程度来评价儿童生长的重要方法,可反映个体儿童的发育水平和成熟程度。按照儿童骨龄对应的身高进行评价,较按照儿童年龄进行身高评价更为客观和准确。手腕部是判断骨龄的常选部位,其对全身骨骼的发育具有较好的代表性。骨龄可通过腕骨的骨化中心数目、大小来粗略估算。临床上,X 线摄片的放射剂量小,简单方便,以拍摄左手为佳。目前国内外已制定的手腕部骨龄标准,其方法有图谱法、计分法和重点标志观察法。

1.标准图谱法

将适宜人群从出生到成熟个体年龄组的 X 线片的中位数片按顺序排列,构成系列图谱标准。评价时将个体儿童的腕骨萌出时间、数目、大小与标准图谱进行比较,即可确定其骨龄。此法操作简单,评价结果可靠。

2.计分法

按各骨骼成熟过程中的形态变化,人为将其划分为不同的发育阶段,对手腕部骨化中心的详细特征给予相应年龄发育分,再综合各骨骼发育分之和换算成骨龄,骨骼发育完全成熟时总分为 1 000 分,此法应用复杂,准确使用难度大。

3.重点标志观察法

通过观察若干继发性骨化中心出现的时间、成熟程度、数目、干骺愈合的年龄性别特征来衡量个体的成熟水平。此法较灵活,结果可靠,但操作烦琐。

第二节　儿童体格发育异常的因素

儿童体格发育从受精卵形成开始就受到各种生物学因素及非生物学因素的

影响,各因素相互作用,决定了其最终的特异性的生长发育模式。影响儿童生长发育的因素主要包括以下几种。

一、遗传

染色体携带了父母的遗传信息,小儿生长发育的特征、潜力、趋向、限度等都受父母双方遗传信息的影响。如若在胚胎发育的过程中发生染色体畸变和/或基因突变,将导致儿童罹患各种染色体疾病、遗传代谢病及内分泌疾病等,根据病情轻重,对儿童的生长发育造成不同程度的影响。21-三体综合征、威廉姆综合征等染色体疾病患儿可表现出生长发育落后。此外,任何影响生长激素释放激素-生长激素-胰岛素样生长因子内分泌轴的基因突变(生长激素受体基因)均可导致儿童生长落后。遗传对生长发育的影响主要通过多个等位基因、功能基因团等共同实现。肥胖有明显的遗传倾向,目前发现 600 余种基因位点与肥胖有关,包括瘦素基因、阿黑皮素基因、促黑激素可的松受体基因、神经肽基因、解偶联蛋白基因、增食欲素基因及 FTO 基因等,肥胖是多种基因共同作用的结果。

二、宫内环境

胎儿在子宫内的生长发育情况与母亲的营养、疾病、生活环境及情绪密切相关。如孕母身体健康、营养充足、环境舒适、心情愉悦,则胎儿发育良好。反之,如母亲怀孕早期病毒感染、用药、X 线照射、中毒或精神受创,均可阻碍胚胎发育,严重时可导致胎儿畸形。孕母如营养不良、心情压抑,容易造成胎儿早产、低出生体重等后果。孕后期营养过剩容易生出巨大儿,造成孕后期肥胖。

宫内不良环境不仅影响胎儿发育、儿童及青春期体能及智力的发育,还是成人期心血管疾病、糖尿病、恶性肿瘤的危险因素。宫内营养不良导致的宫内发育迟缓与成年期代谢综合征密切相关。此类儿童容易在出生后出现追赶性生长、脂肪异常堆积,在成年期更容易发生向心性肥胖、胰岛素抵抗(2 型糖尿病)、高血压、高血脂等多种代谢异常。病因可能与胎儿组织器官的"程序化"改变及内分泌轴重新调整有关,如胎儿体脂分布异常、激素水平改变及表观遗传学修饰异常(包括 DNA 甲基化、组蛋白修饰)等。

出生体重是衡量胚胎(胎儿)发育的基础指标,能反映其所得到的营养供应情况。有文献报道出生体重与成年期 BMI 呈 J 或 U 形相关,即出生体重大的婴儿与成年期肥胖有关(J 形相关),或低出生体重和出生体重大的婴儿均与成年期肥胖有关(U 形相关)。尽管两类人群所经历的宫内不良环境及与成人肥胖之间联系的机制有所不同,却导致相同的健康危害,即肥胖相关胰岛素抵抗和代谢综合征。处于出生体重两分极端的婴儿,未来发生肥胖和代谢综合征的危险性均高于正常出生体重儿,科学家称为 U 形关系。许多宫内不良因素如孕期营养不足、高脂肪饮食(过度营养)、蛋白质摄入不均衡,母体肥胖、妊娠糖尿病等都可改变宫内胚胎发育,导致胚胎发生适应性反应,即使生后给予标准饮食,仍可使子代有发生肥胖和代谢综合征的倾向。宫内营养不足导致出生前代谢"调低"以耐受营养不足,增加胎儿的生存机会,形成节俭表型,此时可能伴有胰岛 β 细胞发育不良及胰岛素抵抗;若生后营养足够或过度,这种节约表型便增加了小于胎龄儿发生肥胖和代谢综合征的倾向。目前国内外研究的代谢编程机制有基因和非基因效应两种,更为常见的是非基因效应,即表观遗传学修饰,但详细机制尚不明了。宫内营养不良,不仅体格生长落后,严重时还影响脑的发育。

三、出生后营养

婴儿出生后体格增长迅速,是各器官的发育尤其是脑发育的关键时期,需要良好的营养支持。母乳是婴儿早期营养的最佳来源,不仅含有婴儿生长发育需要的各种营养素,而且含有各种生物活性因子,影响母乳喂养儿胃肠道、神经及免疫系统的发育。母乳喂养能在生命的早期营养代谢、摄食行为、膳食结构等多方面建立起预防儿童肥胖发生的屏障。传统的营养观点认为,小于胎龄儿为了加快生长发育,弥补宫内生长迟缓的不足,出生后需要高热量饮食以实现小于胎龄儿的追赶生长。而现在的研究发现,过快地追赶生长虽然有助于小于胎龄儿体格发育接近正常同龄足月儿,但是可能会增加其胰岛素抵抗和发生成年期代谢综合征的危险,尤其是小于胎龄儿出生后的快速体重追赶生长。建议不采取任何特殊喂养行动,缓慢生长可能更有益。早产儿(适于胎龄儿＋小于胎龄儿)正处于脑部发育的敏感时期,出生后喂养以满足其生长发育需要,促进各组织器官的成熟及保证神经系统的发育。

合理安排儿童饮食,提供足量的热量和比例合适的营养素,是保证儿童良好生长发育的物质基础,使生长潜力得到最大限度发挥。如果能量或营养素供应不足,特别是生后 2 年内的严重营养不良,将导致儿童生长发育落后,并可能阻碍其智力的发育。总之,儿童营养促进应当从孕前开始,从出生到青春期结束,贯穿儿童整个生长发育时期。

四、疾病

各种急、慢性或先天性疾病均可直接或间接影响儿童的体格发育。急性疾病常引起儿童体重减轻。慢性疾病则可影响身高与体重的增长,如慢性肾衰竭。

先天性心脏病也可导致儿童生长迟缓。若儿童患先天性甲状腺功能低下症、苯丙酮尿症、黏多糖病或糖原累积症,不仅表现出体格发育的迟缓,还可伴有认知行为发育的异常。严重食物过敏婴幼儿也会出现生长迟缓现象。疾病对体格生长发育影响在婴幼儿较为明显,当然也应从其自身体质基础、疾病的种类和严重程度、疾病发生和作用的时间以及治疗效果与康复状况综合考虑。

五、环境因素

包括自然环境与社会环境,家庭养育环境直接决定着婴幼儿的养育质量与早期发育水平。良好的居住环境与生态环境配合良好的生活习惯、科学护理、良好教育、体育锻炼、完善的医疗卫生保健服务等都是促进儿童生长发育达到最佳状态的重要因素。社会心理性身材矮小,常发生在社会结构混乱的家庭中,如父母离异、患儿与监护人关系不正常、父母有精神或心理疾病等,患儿常有食物被剥夺、严重被忽视或受虐待。患儿身高常在正常参考值的P3以下,行为古怪,可有多饮、多尿、精神状态不正常、容易发脾气、不合群、抑郁、冷漠、缄默、睡眠紊乱、语言和青春发育延迟。本病是由于下丘脑功能受抑制,导致垂体分泌的生长激素减少,多为部分、暂时的可逆性生长激素缺乏。

家庭意外事件、父母分离、离婚与再婚、意外伤害、自然灾害、社会动乱等都会影响儿童身心发育。长期沉溺于电视或电子游戏、胆小、孤僻等也使儿童肥胖发生风险增加。

第三节　儿童认知发育及其评估

一、认知概念及理论

认知指获得和应用知识的心理过程,是人对客观世界的认识活动,是注意、感知觉、记忆、观察、思维和语言共同参与、交互作用的复杂过程。儿童认知的发展是与其社会性发展相辅相成的。

在儿童认知发展研究领域中有众多学术流派,其中,以皮亚杰的认知建构主义和维果茨基的社会建构主义最为突出。皮亚杰认为,在人类个体发展中,认知结构背后的推动力量是"平衡",即由生物个体驱动的认知结构与环境之间的最优化的适应程度,社会文化对发展而言是次要的、外在的。与之相反,维果茨基强调社会因素对儿童认知发展的作用,认为心理过程和外部的社会文化环境是相互渗透的。

皮亚杰是瑞士的心理学家,他通过大量的研究工作,认为儿童认知发展的实质是主体通过动作对客体的适应,从而达到平衡。认知发展结构包含:格式-同化-顺应-平衡。儿童接受外界信息后就在脑中形成一系列的认知结构,这称为格式,当以后认识新事物(或解决新问题)时,即用原有的格式给予对照,如当旧格式可用于认识解决新事物时,此过程称为同化,若不能解决,则需要改变旧格式,形成新格式以便适应新情况,此过程称为顺应。小儿通过吸收和调节这两种形式达到机体与环境的平衡,如果机体和环境失去平衡,就需要改变行为以重建平衡。这种不断调整的过程,就是适应的过程,也是儿童智力发展的实质和原因。

皮亚杰具体论证了儿童从出生到青春期认知发展大体经过四个阶段。

(一)感觉运动阶段(0~2岁)

儿童主要通过感觉和运动认识周围的事物。这一阶段是人的智力和思维的萌芽期,进行"早期教育"可促进这一时期儿童认知能力的发展。

(二)前运算阶段(2~7岁)

这一时期是儿童表象和形象思维阶段。在前一阶段基础上,各种感觉运动格式开始内化为表象或形象图式,儿童频繁地用表象符号来代替外界事物,从而进行想象。小儿凭借这种表象思维,就可以进行各种象征性活动或游戏(如"过家家")、模仿、绘画、搭模型等,但易受外部环境的影响。"自我中心"是这个时期的特征之一。3岁时可认识到别人有内心想法,需求和情绪与自己不一样。5岁时开始理解别人在想什么,并进行简单的抽象和推理。

(三)具体运算阶段(7~12岁)

相当于学龄期,是前一阶段很多表象因式融化、协调而形成的。这一阶段的儿童已具有"运算"的知识,能在一定程度上做出推理,用逻辑处理客观事物。"运算"的含义包括:①内化,进行思维活动;②可逆性,有逆向思维;③守恒性;④系统性。儿童通过对日常生活中的实物认识,可理解抽象数字、数量及时间概念。

(四)形式运算阶段(12~15岁)

儿童的认知能力迅速发展,能对抽象和表征性材料进行逻辑运算、演绎推理、规律归纳和因素分析,具有系统解决问题的能力。形式运算是思维的高级形式。

以上各阶段都有它独特的结构,代表着一定阶段的年龄特征;各阶段的出现有一定次序,不能逾越,也不能互换;前一阶段为后一阶段做准备,后一阶段和前一阶段相比,有质的差异;两个相邻阶段之间不是截然划分的,而是有一定的交叉的;由于各种因素,如环境、教育、文化及主体的动机等的差异,阶段可以提前或推迟,但阶段的先后次序不变。

二、儿童认知发育过程及特点

儿童认知是逐步发展的过程,由近及远,由局部到整体,由认识表面现象到事物的本质,由最初的认识到完全的认识,经历多个水平和阶段(表 1-1)。

表 1-1 儿童认知与社会行为发育过程

年龄	认知与社会行为
出生至 1 个月	物理刺激能引起痛苦、厌恶或兴趣,如铃声使全身活动减少
1～2 个月	社会性微笑、有面部表情,眼睛随着物体转动
2～3 个月	两眼随物体转动 180°
3～4 个月	注意自己的手,有意识地笑和哭
4～5 个月	伸手取物,喜欢逗着玩,辨别人声
5～6 个月	认出熟悉的人和陌生人,自拉衣服,自握足玩
6～7 个月	对着镜子微笑,听懂自己的名字,出现分离焦虑
7～8 个月	看见熟人做出要抱的姿势,记忆可保持 2 周
8～9 个月	当眼前的东西掉了,做出寻找的样子
9～10 个月	叫名字有反应,有目的摇铃
10～11 个月	模仿招手表示"再见"
11～12 个月	能找到藏起的玩具,穿衣合作
12～15 个月	认识一些日常生活用品,指出自己身体的几个部位
15～18 个月	指认卡片,表示同意、不同意
18～21 个月	正确指认五官,表示大小便
21～24 个月	完成简单的命令,意识到镜中的自己
24～30 个月	认识大小、多少,再认几周前的事物
30 个月～3 岁	分辨基本颜色,再认几个月前的事物,认识男、女
4 岁	画人像,记忆力强,辨别上、下、前、后
5 岁	分辨颜色,数 10 个物体,辨别左、右
6～7 岁	简单加减

儿童认知发育具有以下几个特点。

(一)注意发育特点

婴幼儿以无意注意为主,注意时间及范围受限,容易分散,随着年龄的增长逐渐出现有意注意。5 岁以上儿童能较好控制自己的注意力。

(二)记忆发育特点

婴儿只有再认而无重现,1 岁以后出现重现。幼儿以机械记忆为主,随着年龄增长,重现、理解和逻辑记忆能力增强。

(三)思维发育特点

1 岁以后儿童开始产生思维,3 岁以前只有初级的形象思维,3 岁以后开始有初步的抽象思维,6 岁以后儿童逐渐学会综合分析、分类比较等抽象思维方法。

(四)想象发育特点

新生儿没有想象,1~2 岁儿童仅有想象的萌芽,且内容贫乏,往往重复生活中的经验,创造性的内容很少。3~4 岁想象的内容比以前增多,以无意的自由想象为主,没有目的,内容贫乏。5~6 岁儿童有意想象和创造想象迅速发展,在学龄前期最为活跃,突出的特点是喜欢夸张,易混淆想象与真实内容,常被人误认为说谎。

除了皮亚杰的认知理论,还有其他一些有关认知的假说,如萨丕尔-沃夫假说,提出语言决定论和语言相对论的概念,从语言文化的角度来阐述认知。

三、影响儿童认知发育的因素

(一)生物学因素

(1)出生缺陷与先天异常:先天性甲状腺功能低下症、苯丙酮尿症患儿如未经治疗,认知发育受到严重影响。

(2)染色体疾病:21-三体、脆性 X 染色体综合征、13-三体综合征、18-三体综合征等患儿有不同程度认知功能损害。

(3)围产期因素:新生儿缺氧缺血性脑病、颅内出血、胆红素脑病患儿均可能在发育后期表现出认知功能障碍。值得特别关注的是,早产儿因出生时胎龄较小(胎龄>34 周通常被认为是胎儿发育成熟的里程碑),神经系统发育不完善,容易出现各种认知障碍,胎龄越小,认知发展出现障碍的风险越大。研究发现,早产儿与足月儿相比,视觉诱发电位潜伏期显著延长,提示视觉认知功能受到影响。此外,极早早产儿的智商、语言及执行功能随胎龄减小而降低。早产儿某些认知功能障碍在远期仍持续存在。早期干预可有效改善早产儿的认知功能损伤。

（4）神经系统疾病：癫痫儿童认知功能障碍主要表现为注意力缺陷、学习能力下降、执行功能受损。脑膜炎、脑膜脑炎患儿依据病情轻重，可有不同程度认知损害。

（5）营养因素：严重营养不良、缺铁、缺锌等均可对儿童认知功能产生影响。其中，铁缺乏症是目前最常见营养缺乏症之一。在发展中国家，高达 30%～60% 的妊娠期妇女及 20%～25% 的婴儿患有缺铁性贫血，不表现为贫血的铁缺乏更加普遍。铁是人体必需而且含量最高的微量元素，不仅是合成血红蛋白所必需的，还是一种重要的酶辅助因子，是细胞增生、神经髓鞘形成、神经信号传递和细胞代谢所必需的。国内外学者研究发现，铁不仅对血液系统有影响，对神经发育和行为认知也起到极为重要的作用。婴儿期缺铁的儿童可表现出脑功能的异常，在写作、阅读、数学、运动能力、空间学习等方面与正常儿童有显著差异，缺铁性贫血症状越严重的婴儿，视觉诱发电位的潜伏期越长，接受补铁治疗后虽可纠正贫血，但在他们 4 岁时仍可表现出视觉诱发电位的异常。缺铁儿童同时易出现焦虑、失落、沮丧、易激惹，注意力不集中，活动力下降等，即使后期给予补铁治疗，依然存在远期认知和行为的差异。早期缺铁能引起行为认知功能障碍及不完全可逆性的现象已引起越来越多国内外学者的关注，其机制可能与脑发育期的一些重要过程（如髓鞘化的启动与维持，神经递质系统的建立，树突和突触的形成）有关。

（6）环境毒物、药物等。

（二）非生物学因素

主要包括家庭类型、父母婚姻状况、家庭功能失调、学校环境、社会灾难及动乱等。

四、评估方法

儿童神经心理发育测试可分为筛查性和诊断性两大类，对筛查结果为异常或可疑者，可进一步进行诊断性测试。

（一）发育筛查测试

1.新生儿行为评定量表

由美国儿科医师 T.B.Brazelton 制订，适用于新生儿，可评价新生儿行为发育水平，对高危新生儿的检测尤为重要。

2.丹佛发育筛查测验

由美国儿童医师弗兰肯伯格和心理学家道兹制订的,于 1967 年发表。我国修订的丹佛发育筛查测验由 104 个项目组成,用于 0~6 岁儿童,分为 4 个能区,即个人-社会、精细动作-适应性、语言、大运动。检查项目中有的允许询问儿童家长报告的情况判断通过与否,有的是检查者观察儿童对项目的操作情况来判断。筛查的结果分为正常、可疑、异常及无法解释 4 种。对于后 3 种情况的儿童应在 2~3 周后复查。

3.绘人测验

1926 年美国 Goodenough 女士首先提出绘人可作为一种智力测试,此后,许多心理学家进行了各种修订。其中,日本的小林重雄的 50 分评价方法得到广泛认可和应用。该法适用于 4.5~12 岁儿童,测试时给儿童一张 16 开白纸、一支铅笔和一块橡皮,要求儿童按照自己想象画出一个站立的人像(不论男女),时间 5~10 分钟。测毕可用小林重雄 50 分评分法计分,再换算出智商。此测验对儿童认知、自我意识乃至潜意识研究有较大价值。

4.皮博迪图片词汇测验

适用年龄范围为 2.5~9 岁,不需要操作或语言。这套工具共有 120 张黑白图片,每张图片上有 4 个图,其中一个图与某一词的词义相符合。被试者指对一个词得 1 分,在连续 8 个词中有 6 个词错误时,被认为是达到了顶点中止试验,顶点数减错误数为总得分,测验所得的原始分数可以转化为智龄,离差智商分数或 P 等级。整个测验则要求在 15 分钟内完成。

5.瑞文标准推理测验

由英国心理学家瑞文设计的非文字智力测验,编制理论依据斯皮尔曼的智力“二因素论”,适用于 5 岁以上儿童及成人。瑞文测验属于渐进性矩阵图,整个测验一共有 60 张图组成,由 5 个单元的渐进矩阵构图组成,矩阵的结构越来越复杂。后来心理学家又编制了适用于更小年龄儿童和智力落后者的彩色推理测验和适用于高智力水平者的高级推理测验。我国张厚粲成立的全国协作组开始修订,出版了瑞文标准型测验中国城市修订版;李丹等完成了彩色型和标准型合并本联合型瑞文测验,并完成城市、成人和农村 3 个常模。

(二)发育诊断测试主要包括

1.贝利婴儿发育量表

贝利是美国的儿童心理学家,发表并修订了“贝利婴儿发育量表”。国内据此制作了中国修订版,适用于 2~30 个月儿童。评定智力发育水平的是智力发育指数;评定运动发育水平的是心理运动发育指数。

2.格塞尔发展量表

在我国的修订本适用于 0～3 岁儿童,能较准确地诊断儿童神经发育水平。检查内容为五大方面:适应性行为、大运动、精细动作、语言及个人-社交行为。医师通过测查和询问家长可计算出发育商数来表示被测儿童的发育成熟水平。

3.韦氏学龄儿童智力量表及韦克斯勒学龄前儿童智力量表

通过我国学者对这两个量表的再次修订,二者目前是国内使用最广泛的智力量表。韦克斯勒学龄前儿童智力量表适用于 3 岁 10 个月至 6 岁 9 个月儿童,韦氏学龄儿童智力量表适用于 6～16 岁儿童。量表分为言语测验和操作测验两大部分,每部分包括 6 个分测验,每位被试者需分别作言语部分的五个分测验和操作测验中的 5 个分测验(每部分中的 6 个分测验可作为某种原因不能实施某个子测验时的补充)。

4.斯坦福-比奈智力量表

目前国内较广泛使用的版本是中国比奈量表,适用于 3～18 岁。量表包括 51 个试题,包括大量的认知作业和操作作业,由易到难排列。

5.麦卡锡儿童智力量表

适用于 2.5～8.5 岁儿童,可测定儿童在言语、知觉-操作、数量、一般智力、记忆、运动诸方面的能力。

除智力测试外,还有一些量表是针对语言技能、适应功能、气质和行为模式及学业成就的测试。

第四节　环境与儿童健康

一、自然环境

(一)概述

自然环境主要包括胎儿宫内环境、疾病、营养及环境污染、毒物等。出生前后良好的环境有利于儿童的健康成长。但随着工业发展、全球气候变化,与环境污染相关的疾病发生率呈现显著上升的趋势,引起人们越来越多的关注。从近年发生的奶粉"三聚氰胺"污染、"苏丹红""地沟油"、含"双酚 A"塑料奶瓶、沙尘暴等事件中可以看出,我国儿童正处于环境污染威胁中,宣传环保理念、治理环境污染刻不容缓。

儿童对环境污染的易感性是由其特殊的生理结构及行为决定的。

(1)胎儿及婴幼儿处于快速生长期,细胞增殖及分化速度非常快,如果受到环境中有害物质(如酒精、烟草、可卡因、大麻和鸦片类药物等)的干扰,将造成不可逆的后果,导致生理结构或功能缺陷,如出生缺陷或生长迟缓等。

(2)儿童特殊的行为及代谢:儿童活动量巨大,新陈代谢旺盛,每单位体重的体表面积比成人大,每单位体重摄入的空气也是成人的数倍。儿童喜舔、咬物品,手口接触次数频繁,且常坐在地上玩耍或吃东西。此外,儿童由于身高限制或坐于婴儿车内,更接近地面汽车尾气区域,因此易通过皮肤接触、消化道或呼吸道吸收环境中的毒性物质。儿童每单位体重消耗的水、鱼、蔬菜、水果及乳制品比成人多,残余农药、重金属及乳制品中的脂溶性污染物容易被儿童吸收。但是,儿童肝脏、肾脏等组织的解毒系统尚未成熟,对毒素的解毒功能不足。因此儿童容易比成人吸收更多环境毒素。

(3)神经系统:大脑各部位发育速度不均衡,2岁神经元全部形成,5岁左右突触形成结束,但髓鞘发育可持续到青春期。血-脑屏障直到6个月才发育完善,脂溶性有害物仍可通过血-脑屏障。许多毒素对发育中的神经系统的结构和功能会产生明显的有害影响。

(4)呼吸系统:支气管的发育、分支及肺泡形成在6岁左右才完成,初生婴儿约有2 400万个肺泡,至4周岁可增加到2.57亿个肺泡,成年期可达到6亿个肺泡。儿童气道较成人狭窄,肺发育期若暴露于空气中的毒性物质,易引发呼吸道疾病,如支气管炎、肺炎、哮喘等。

(5)生殖系统:青春前期暴露于具有生殖毒性的物质或外源性激素,可引起青春发育提前或推迟及睾丸、卵巢功能异常。

(6)免疫系统:如发育早期暴露于免疫抑制剂(如紫外线、高剂量电离辐射、二噁英、杀虫剂、重金属及人工合成的免疫抑制剂等),可干扰淋巴细胞的发育,影响免疫系统的建立及成熟,甚至引发自身免疫病。

(二)胎儿酒精综合征

胎儿酒精综合征是由两位美国西雅图华盛顿大学的 Kenneth Lyons Jones 及 David W.Smith 于 1973 年所命名,是指孕妇饮酒过多,引起胎儿出现以智力发育受损为主的中枢神经系统功能障碍、发育障碍、颜面发育不良等特征性的表现,还可伴有其他畸形。在美国,胎儿酒精综合征的发生率高达 0.22%。

胎儿酒精综合征的影响程度取决于摄入酒精的数量和酒精摄入的阶段。在怀孕的头三个月饮酒,对胎儿具有破坏性。同样在 $3\sim6$ 个月时饮酒比 $6\sim9$ 个月时饮酒对胎儿损害更大。

胎儿酒精综合征有以下临床表现。①发育不良;②面部特征:上颌骨小,短而上翻的鼻子,人中平坦,上唇扁平,眼睛小且上眼睑下垂;③关节、手、足、手指、脚趾发育异常;④协调性差;⑤学习障碍;⑥记忆障碍;⑦心脏缺陷,如房间隔、室间隔缺损;⑧注意力不集中;⑨与他人交往能力差。

孕妇戒酒是防止胎儿酒精综合征的根本措施。

(三)环境内分泌干扰物

环境内分泌干扰物指广泛存在于环境中、能通过干扰激素分泌功能、引起个体或人群可逆性或不可逆性生物学效应的环境化合物。主要包括:①表面活性剂(洗涤剂)的降解物;②邻苯二甲酸酯类(广泛应用于塑料的增塑剂);③双酚 A;④农药、杀虫剂;⑤天然或人工合成雌激素等。

长期暴露于环境内分泌干扰物的孕妇容易发生流产、早产、胎儿宫内发育迟缓、出生缺陷等情况。环境内分泌干扰物还可导致男婴睾丸发育不全综合征。欧洲研究发现,孕妇接触多氯化联苯基可导致婴儿出生低体重。环境激素与睾丸癌、尿道下裂及性早熟的发生率增加有一定关联。

(四)大气颗粒物污染

大气颗粒物是空气污染的主要来源,且儿童对此种污染特别敏感,是对儿童健康的巨大威胁。大气颗粒物包括大气中的固体及液体颗粒状物质。颗粒物可分为一次颗粒物和二次颗粒物。一次颗粒物是由天然污染源和人为污染源释放到大气中直接造成污染的颗粒物。自然来源则包括:风扬尘土、火山灰、森林火灾、漂浮的海盐、花粉、真菌孢子、细菌。人为来源包括:道路扬尘、建筑施工扬尘、工业粉尘、厨房烟气、化石燃料(煤、汽油、柴油)的燃烧、生物质(秸秆、木柴)的燃烧、垃圾焚烧等。二次颗粒物是由大气中某些污染气体组分(如二氧化硫、氮氧化物、碳氢化合物等)之间,或这些组分与大气中的正常组分(如氧气)之间通过光化学氧化反应、催化氧化反应或其他化学反应转化生成的颗粒物。

儿童呼吸道每单位面积的颗粒沉积数量是成人的 $4\sim5$ 倍,因此更易受到颗粒污染的危害。颗粒物的直径越小,进入人体呼吸道部位就越深,对人体的危害就越大。粒径 $10~\mu m$ 以上的颗粒物,会被挡在人的鼻子外面;粗颗粒能够进入上呼吸道,但部分可通过痰液等排出体外,另外也会被鼻腔内部的绒毛阻挡,对人体健康危害相对较小;而粒径在 $2.5~\mu m$ 以下的细颗粒物,直径相当于人类头发的 1/10 大小，不易被阻挡，能被吸入人的支气管和肺泡中并沉积下来，引起或加重呼吸系统的疾病，且不经过肝脏解毒直接进入血液循环分布到全身，会损害血红蛋白输送氧的能力。其中的有毒、有害物质、重金属等溶解在血液中，对人体健康的伤害更大。

大气中的细颗粒物可通过孕妇胎盘和脐带对胎儿产生危害。孕母暴露于严重的颗粒物污染时，可能会造成胎儿宫内发育迟缓、低出生体重、早产、死产和出生畸形等。美国纽约的研究者在新生儿脐血中检测出 200 种环境污染物（主要来自汽车尾气）。妊娠后期，PM_{10} 浓度每增加 10 $\mu g/m^3$，新生儿出生体重就下降 11 g，且孕妇暴露于高水平 PM_{10} 时，新生儿死亡率比暴露于低水平时增加 10%。$PM_{2.5}$ 浓度每增加 10 $\mu g/m3$，新生儿死亡率增加 6.9%。

颗粒物对儿童身体的影响主要包括呼吸道疾病、肺功能和免疫功能。国外研究发现，$PM_{2.5}$ 浓度每增加 10 $\mu g/m^3$，患喘息性支气管炎的儿童增加 5%。大气颗粒物污染与儿童肺功能低下（FEV1 降低）有关系，而改善空气质量与儿童肺功能增强有相关性。汽车尾气相关的颗粒物污染可介导过敏性疾病、增强 IgE 应答（柴油机排出的颗粒物可使机体 IgE 水平增加 50 倍）和提高机体的超敏反应，还可使儿童机体免疫功能不同程度降低，导致对其他疾病的抵抗力下降。氧化应激是大气颗粒物对人体主要的损伤机制，使用抗氧化剂（如维生素 C、维生素 E）可能有助于改善症状。

(五)中毒

儿童中毒为儿童误食、误吸或以其他方式接触毒性物质后，毒性物质进入儿童体内，导致器官和组织功能紊乱或器质性损害，产生一系列症状、体征，甚至导致死亡。儿童认知能力差、好奇心重，自我预防能力差，易发生中毒，可分为急性中毒和慢性中毒。

常见毒性物质包括：农药、细菌性食物、毒素、亚硝酸盐、重金属、药物、一氧化碳等。

1.铅中毒

铅是一种有毒的重金属元素，铅对人体无任何生理功能，人体理想的铅水平应为"0"，但由于工业化与城市化的发展，人们事实上暴露在一方"铅的世界"里，儿童尤易受到伤害。

当儿童血铅连续测定超过 200 $\mu g/L$ 时，可诊断为临床铅中毒，在该血铅水平时，可能伴有食欲下降、胃部不适、便秘、多动、注意力缺陷、易冲动、易疲劳和失眠等非特异性临床表现，也可能仅出现其中某些表现或无任何临床症状，有时即使出现其中某些临床表现,如果没有血铅水平的支持,也不能诊断为临床铅中毒,因为其他很多疾病都有可能伴有上述症状。目前,在中国儿童血铅水平低于 $100~\mu g/L$,属于是可以接受的血铅水平。在 $100\sim199~\mu g/L$ 时称为高铅血症,表明这一水平对处于生长发育中的儿童,尤其是 $0\sim6$ 岁的儿童具有潜在的健康危害,需要给予重视,并给予必要的指导,同时要随访观察,尽可能避免接触铅源。减少铅暴露,降低血铅水平。

铅污染主要来源于:①工业污染,铅开采、蓄电池厂、五金加工厂、饰品加工厂、电子回收等均为含铅行业。②含铅汽油也是儿童铅中毒的重要来源,可随汽车尾气排出,但随着无铅汽油的推广应用,很大程度上降低了儿童血铅水平。③生活铅污染,如装修污染(含铅油漆、涂料)、进食高铅食品、用锡壶加热食物、饮用地下水、使用红丹(四氧化三铅)爽身粉、使用劣质塑料制品等情况,也可导致儿童血铅水平超标。④学习用品和玩具的污染,因各类油漆及课本的彩色封面的含铅量很多均超过国家标准。

铅对机体的毒性是多方面的,其中神经系统、血液系统和免疫系统是铅毒性的最敏感靶器官。不同的血铅含量对儿童体格发育的影响也不一致。妊娠期低水平铅暴露不仅可对胎儿的生长发育及妊娠结局产生不利影响,而且可影响婴儿出生后的生长发育、行为及认知功能。此外,母亲血铅水平与婴儿的血铅水平之间存在显著的正相关性。

儿童铅中毒重在预防,一级预防是确定和根除铅污染源,二级预防是通过一系列干预措施,使儿童铅吸收的量降低到最低的程度,尽可能少受或免受铅中毒的危害。健康教育在儿童高铅血症和各种程度临床铅中毒的干预和治疗上均起着极其重要的作用。尤其在高铅血症的干预中,健康教育尤其重要,因为此血铅水平往往难以找到确定的铅暴露源,同时由于此时机体铅负荷不是太高,对驱铅治疗往往难以达到应有的效果。

对临床铅中毒的治疗应遵守健康教育,环境干预和驱铅治疗相结合的基本原则。对轻度临床铅中毒可在健康教育、环境干预基础上,随访三个月,暂可不考虑用药物驱铅治疗。对中度以上临床铅中毒,在采取上述措施的同时,需给予驱铅治疗,可根据患儿具体情况选择二巯基丁二酸、依地酸二钠钙等药物。在治疗过程中,应定期复查血铅水平,同时也可服用某些中药辅助治疗。

2.汞中毒

汞是对中枢神经系统有毒性并为人类广泛接触的重金属元素,尽管有关汞的研究不像铅中毒的研究一样广泛与深入,但是汞和铅均被列为地球十大污染物之首。自然界的汞存在的形式主要为：中汞元素、无机汞以及有机汞。中汞元素闪闪发亮，银色，无味，温度计中的汞即是中汞元素。无机汞是由汞与无碳的物质结合在一起形成的，最常见的是汞盐。有机汞则是汞和碳连接在一起，最常见的则是甲基汞。汞的来源如下。

（1）自然来源：汞是一种天然物质，地壳运动、火山爆发、地震、森林火灾等都可将汞以蒸气的形式释出，排放到大气。

（2）环境污染：汞是燃煤火力发电厂的副产物，煤炭燃烧时，排出的汞经大气循环，降雨过程进入河道水体。在水中含有甲基化辅酶的细菌作用下，可转化为毒性极强的甲基汞。河流、湖泊中的甲基汞被水生植物链富集，浓度升高。处于食物链高端的鱼类，如金枪鱼、鲨鱼等体内含汞量相对较高。由于甲基汞是脂溶性的短链的羟基结构，很容易被消化道吸收进入血液，并可通过胎盘和血-脑屏障，胎盘的汞不能再返回到母亲的血液循环。因此，胎儿体内甲基汞含量总是高于母亲甲基汞含量。胎儿对甲基汞更为敏感，所以摄入一定量的甲基汞时，母亲还没有任何症状，胎儿就可能产生明显的神经损伤。

（3）生活中汞的来源：日常生活中低水平汞暴露普遍存在，某些药物和疫苗的制剂中含有汞，硫柳汞是疫苗防腐剂，而外用红药水（红汞）、牛皮癣药膏和某些消毒剂均含硫柳汞。补牙材料中，含汞合金作为补牙材料已经使用多年，可释放出少量汞。某些化妆品中含有大量的汞，有些甚至超标数千倍。

汞一旦进入人体，会迅速溶解堆积在人的脂肪和骨骼里，并大量聚积在神经胶质细胞中，作用于钠钾泵，增加细胞膜的通透性，导致细胞肿胀。甲基汞能迅速通过血-脑屏障和胎盘，胎儿对甲基汞毒性较为敏感，产生明显的神经损伤。

当前，严重的元素汞或无机汞中毒已较少见，更多的是慢性暴露的有机汞，尤其是食物链导致的甲基汞接触。高水平的甲基汞暴露主要见于日本水俣湾和伊拉克的甲基汞污染事件。根据水俣湾甲基汞中毒流行病学调查，儿童大剂量的甲基汞中毒经过数周或数月的潜伏期呈现出迟发性神经毒性，表现为运动失调、麻痹、步态异常、视听嗅味觉的损伤、记忆丧失、进行性精神障碍甚至死亡。胎儿最易受到毒性影响，出生时表现为低体重、小头畸形、多种发育迟缓、脑瘫、耳聋、失明和癫痫等。长期低水平甲基汞暴露也可以引起儿童的神经发育障碍，包括注意力、记忆力、语言、精细动作、听觉和视觉等方面的异常。

汞是一种易于蓄积的重金属，长期低剂量暴露可导致慢性中毒，临床上，主要分急性汞中毒和慢性汞中毒。

目前汞中毒的诊断主要依据接触史、临床表现、实验室检查。急慢性汞暴露史是诊断的关键,仅依据实验室的阴性结果,不能完全排除汞中毒。机体汞负荷的指标主要如下。①无机汞检测:可通过测定尿液中汞的水平进行评估,尤其是24小时尿。24小时尿汞水平＞20 μg/L,即可认为有汞的过量暴露,而神经系统毒性症状,则要在24小时尿汞水平＞100 μg/L时才会表现,如果单纯尿汞高,无临床症状,可继续观察。尿汞的检测无法评估慢性汞中毒以及汞中毒的严重程度。②有机汞检测:有机汞化合物主要存在于红细胞中,可用全血汞测定进行评估。在美国,1～5岁儿童中,血汞的几何均数为0.34 μg/L,而16～49岁女性中则为1.02 μg/L。在非暴露人群中,血汞水平很少＞1.5 μg/L。若血汞水平≥5 μg/L,可出现毒性症状。甲基汞可存在于生长的头发中,人群中发汞的水平常＜1 ppm。无论是测定全血,还是发汞,均需严格的无汞采集环境和严格的污染控制程序,通常在正规的实验室才能进行。

儿童汞中毒比较少见,防治汞污染的根本途径是治理环境、根除汞污染、禁止食用汞类污染的水源及食物。急性汞中毒者,应立即灌肠洗胃,将未吸收的含汞毒物洗出,可用蛋清、牛奶保护胃黏膜,也可加活性炭吸附,注意护理,并给予适当的支持疗法。儿童避免接触含汞的油漆、墙纸和家具。防止孕妇、乳母及儿童摄食被污染的贝壳、鱼类。驱汞治疗可采用二巯基丁二酸、二巯丙醇等螯合剂。

3.砷中毒

砷具有很强的生物毒性,被国际癌症机构定为一类致癌物,主要用于杀虫剂、木材防腐剂及颜料、烟火制造、养殖业的抗生素、军事、半导体制造等。广泛存在于岩石、石油、水、空气、动植物中,最常见的是无机砷酸盐,包括三氧化二砷与五氧化二砷,极易溶于水并生成酸性化合物。

(1)砷的来源主要有:①饮用水中的砷。以地下水为主要饮水来源的国家与地区,经常会遇到区域性的砷中毒。在孟加拉国、印度、越南、柬埔寨、中国、智利、阿根廷、墨西哥,甚至在德国和美国等发达国家,饮水中的砷,影响到约一亿人的健康。在中国的新疆、内蒙古、山西、吉林、青海、宁夏等省份都曾发生过区域性饮用水砷中毒事件,特别是在农村地区。②空气中的砷。煤炭中砷的含量,与煤炭的地理位置密切相关。东北和南部地区的煤含砷量较高。烧煤厨房空气中的砷含量可达到0.46 mg/m³。煤炭中砷引起的砷中毒是中国特殊的健康问题。另外,垃圾燃烧,采矿,熔炼,造纸,玻璃与水泥制造过程中,都可以产生砷。③食物中的砷。海水中(例如金枪鱼)和贝壳类水生物总的砷含量最高。每星期吃鱼少于1次的儿童,尿砷水平为5.9 μg/L,而在1次以上者,则为10.5 μg/L。

(2)毒性作用:主要表现为致畸、致突变及致癌性,砷化物(三氧化二砷)进入人体,在体内转化成亚砷酸盐。后者快速作用于细胞与组织,产生活性氧和自由基,引起氧化应激提高,影响亚铁血红蛋白的生物合成,导致细胞膜的过氧化,线粒体相关的细胞凋亡,DNA 的氧化损伤而产生基因突变。并可抑制许多功能酶类,甲基化和去甲基化的三价砷剂具有非常强的细胞毒性、基因毒性和酶抑制作用。长期砷暴露,可造成人体皮肤损伤、高血压、动脉粥样硬化等心血管疾病,增加患皮肤癌、肺癌和膀胱癌的风险。在亚急性砷中毒患儿,可表现腹痛、腹泻、消化不良等胃肠道反应,以及白细胞减少、肝脏、肾脏受损的表现,继而可发生严重的周围神经系统病变。砷中毒还可导致儿童认知发育迟缓、智力发育受损伤、记忆功能低下和学习能力下降等。无机砷可穿过人体胎盘,随着饮用水或者空气中的砷水平增加,自然流产、出生缺陷或死产的风险也增加。而出生前暴露于高剂量无机砷,可导致神经管畸形、生长发育迟缓和死胎等。

目前,砷中毒诊断主要依据接触史、临床表现与实验室检查而定。砷主要经肾脏排泄,而在血液中的半衰期非常短,故不推荐进行血砷的检查,头发与指甲的砷检测也不推荐。因为头发与指甲的外部砷污染很难除去。因此,诊断砷中毒主要依靠尿液检测,尿液采集简单方便,基质干扰小。在成人是收集 1 次尿液,校正肌酐后得出相应值。在儿童则推荐收集 8~24 小时的尿液。此外,无机砷与有机砷的毒性差异很大,要在尿液收集前 2~5 天,记录人体的饮食,以排除食用海产品对测定结果的影响,并帮助判断尿液中的砷来源。除测定尿液之外,还可以测定尿液中砷的代谢相关的生理生化指标,提示砷中毒或更具体的何种类型损伤。

砷中毒一旦诊断,首先要查明砷的可能来源,避免砷的再暴露,同时可用螯合剂进行治疗。常用的螯合剂有二巯丙醇、D-青霉胺以及二巯基丁二酸等。砷中毒,不仅取决于砷的暴露程度和暴露形态,而且还与环境因素、暴露主体的基因、营养等因素密切相关。硒与砷有拮抗作用,低硒的摄入,抑制了无机砷在人体内的生物甲基化,提高了砷引起的皮肤损伤风险。补充叶酸可以减轻亚砷酸盐引起的肝细胞毒性。

防治砷中毒的根本途径是治理环境。消除砷污染,重点是对水质中砷的监控。世界卫生组织推荐的水中砷含量为 10 ppb,在高度怀疑水中砷超标的地区,可使用净化水或饮用瓶装水。要根据地域差异和种族差异制定不同的砷摄入安全标准,建立和完善降低饮用水中砷的方法与技术。

(六)自然灾害

主要包括地震、台风、洪灾、山崩、泥石流、冰雹、海啸、火灾、旱灾等。儿童缺少自我保护的意识和能力,在灾害中较成人更容易受到伤害。

灾难儿童可能经历身体伤害、灾后传染病流行、营养不良及心理伤害。需要临床医师、心理治疗师、老师及家长共同进行生理治疗及心理行为指导。

二、社会环境

主要包括家庭类型、父母育儿方式、父母婚姻状况、亲子关系、家庭家外条件、家庭功能和功能失调、学校环境与学校教育、电子媒介、儿童医疗保健、意外伤害、战争与社会动乱等,直接影响儿童的早期发展和健康。本节以儿童虐待为例。

(一)儿童虐待的分型

儿童虐待现象是一个严重的公共卫生问题,即使在现代文明高度发达的今天,仍普遍存在。美国的研究显示,每年有200万儿童遭受虐待。其中16.9万儿童受到严重的外伤或剥削,更多的儿童遭受非致死性虐待和忽视。目前,对于儿童虐待的定义,不同种族、不同文化的国家和地区,有不同的见解。世界卫生组织对儿童虐待的定义是:儿童虐待指对儿童有义务抚养、监管及有操纵权的人,做出足以对儿童的健康、生存、生长发育及尊严造成实际的或潜在的伤害行为,包括各种形式的躯体虐待、情感虐待、性虐待、忽视及对其进行经济性剥削。已有证据表明,各种形式的虐待都与成年后的情绪障碍、酒精和物质滥用及人格障碍有关。

儿童虐待主要表现为以下4种类型。

1.躯体虐待

不同的国家对这一虐待形式有不同的定义,一般指对儿童造成身体伤害或痛苦,或不做任何预防使儿童受伤或遭受痛苦。亚洲一些国家认为儿童须服从家长,而对儿童有意地施加体罚可培养儿童忍耐力,使其变得坚强,因此体罚常常被父母和老师用作管教孩子的重要手段,以此来培养孩子的性格,而不被视为身体虐待。儿童躯体虐待可使儿童身体不同程度受伤,最常见的致死性躯体虐待是头部外伤,其次是腹内损伤。受虐儿童可能会选择离家出走逃避躯体虐待。

2.精神虐待

精神虐待往往通过羞辱、恐吓、拒绝、孤立、藐视、剥夺等方式危害儿童的情感需求,并潜在而长期的影响儿童心理发展。但精神虐待存在界定困难,主要是因为没有可观察的具体表现,细节回忆困难及难以通过实验手段检测等。

3.性虐待

对这一虐待形式,国际上有较统一的认识,即无论儿童是否同意,任何人在任何地方对儿童直接或间接做出的性利用或性侵犯都视为性虐待,它包括所有形式的性活动。例如让儿童接触淫秽书刊或利用儿童制作色情制品等。

4.忽视

儿童忽视是一种特殊形式的虐待,但是国际上也缺乏明确的定义和科学的判断标准。忽视可概括为:严重的或长期的有意忽略儿童的基本需要,以致危害了儿童的健康或发展;或在本来可以避免的情况下使儿童面对极大的威胁。目前普遍认为忽视应包括身体、情感、医疗、教育、安全及社会等多个领域。

各种虐待形式中,一半以上是躯体虐待,两种或多种虐待形式可共存,任何形式的虐待都包含一定的精神虐待。研究发现任何形式的虐待都会增加成年后轴Ⅰ和轴Ⅱ精神类疾病的可能性。

目前国内的研究主要集中于体罚和忽视方面,由于文化的差异,对于精神虐待和性虐待的研究很少。

(二)儿童虐待的高危因素

1.社会因素

不同人种、国籍,不同文化背景、经济状况以及社会的稳定程度,均会影响教育儿童的观点,进而影响虐待的发生。

2.家庭因素

社会经济地位低下、居住环境不固定者,失业者,单亲、暴力家庭,家庭中有酗酒、吸毒、人格障碍者及有儿童虐待史的家庭发生率高。

3.儿童方面

具有身体残疾、学校表现差、智力低下的儿童容易受到虐待和忽视。学龄期儿童受到体罚的发生率最高。麻烦型气质儿童,由于固执、我行我素,经常打架、惹祸,多次说服仍不服从者,易招致虐待。另外,遗弃儿童、留守儿童情感缺失严重。

(三)儿童虐待的危害

1.身体伤害

主要表现为儿童身体受伤。由轻(如擦伤)到重(如硬膜下血肿等)。儿童被忽视常见烧伤、摔伤、溺水,甚至终身残疾或死亡。严重的儿童虐待可破坏儿童正常的生理功能,免疫力下降,可继发多种疾病。

2.精神心理伤害

包括儿童的精神、情感、认知、行为、社会能力等。与同样社会经济文化背景的正常儿童相比,经历过虐待的儿童表现出更多不利于适应的功能。受虐经历会直接或潜在地给儿童的认知、语言、情绪、社交以及精神生理等方面的发展带来后遗症。甚至使这些儿童处于一系列行为问题,精神失调以及病态人格等发展危机之中。

(四)儿童虐待的预防干预

制定保护儿童免受虐待的相关法律,大力发展教育、经济、文化事业,消除种族、性别歧视,建设稳定和谐的社会环境和家庭环境,均有利于保护和促进儿童健康,预防和减少儿童虐待的发生。

预防言语和躯体虐待应加强对成人的教育,尤其是家庭主要成员(如父母),平常注意自己的言行,禁止在家庭中使用暴力,严格侮辱儿童人格。教育儿童警惕、躲避可能的虐待,特别是性虐待。建立儿童保护机构,提供举报电话。及时发现,迅速干预使受害者尽快脱离危险环境,对情感虐待和性虐待尤其重要,以便使远期不良影响减至最低限度。

矫正性干预强调应将目标锁定在已经确认的受虐儿童。开展针对性的干预,重现心理治疗,情感关怀。预防性干预应着重于对潜在的儿童虐待问题的控制。同时,更应强调全社会特别是通过提高儿童所在家庭早期依恋关系达到减少或消除虐待现象的发生。

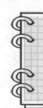

第二章 循环系统疾病

第一节 心律失常

正常情况下,心搏的冲动起源于窦房结,经结间束传至房室结,再经希氏束传至左、右束支,并通过浦肯野纤维网与心肌纤维相连。心搏冲动的频率、起源及传导的异常均可形成心律失常。小儿心律失常的病因及各种心律失常的发生率与成人不尽相同。小儿窦性心律不齐最常见,其次为各种期前收缩,阵发性室上性心动过速也不少见;心房颤动、心房扑动及完全性束支传导阻滞较少见。先天性完全性房室传导阻滞以及先天性心脏病术后心律失常较成人多见。

一、窦性心律失常

(一)窦性心动过速

1.概述

新生儿心率超过 200 次/分,婴儿超过 150 次/分,年长儿超过 120 次/分,即为心动过速;P 波为窦性,是为窦性心动过速。

2.病因

窦性心动过速是一种代偿性反应,往往出现在小儿发热、哭闹、运动或情绪紧张时。若发生在睡眠时,则应详细检查其原因,如贫血、慢性传染病、先天性心脏病、心肌炎、风湿热、心力衰竭及甲状腺功能亢进以及应用肾上腺素或阿托品等。

3.临床表现

正常时小儿心率波动较大,一般随年龄增长心率减慢。新生儿期窦房结可以发放高达 190 次/分的冲动。这种快速心率常是发生于患儿对外界刺激的反应,如情绪激动、发热、贫血、过度活动和劳累等。

4.心电图检查

表现为每个 QRS 波前均有 P 波,P-Q 间期、Q-T 间期均在正常范围内。但婴儿在烦躁、哭闹时,窦性心动过速甚至超过每分钟 200 次,此时心电图可出现 T 波与 P 波重叠或融合,需与阵发性心动过速相鉴别。窦性心动过速的频率逐渐增快,P-P 间隔略有不匀齐,刺激迷走神经、压迫颈动脉窦可使心率稍减慢。

5.治疗

可根据病因治疗或加用镇静剂。洋地黄类药物对心力衰竭所引起的窦性心动过速,可控制心力衰竭而减慢心率;而对其他原因所引起的窦性心动过速则无效。普萘洛尔对甲状腺功能亢进所致的心动过速效果较好。

(二)窦性心动过缓

1.概述

新生儿心率<90 次/分,婴儿<80 次/分,年长儿<60 次/分为心动过缓。P 波为窦性,是为窦性心动过缓。

2.病因

常是由于迷走神经张力过高或窦房结受损害引起。

3.临床表现

窦性心动过缓可见于健康小儿,也可见于甲状腺功能低下和颅内压增高的疾病,如脑出血、脑肿瘤、脑膜炎等,应用洋地黄、利血平时,心率也可缓慢。持久性心动过缓可为病态窦房结综合征之早期症状,应密切观察。

4.心电图检查

表现为 QR 间期延长,Q-T 间期正常。在心率缓慢时常有逸搏发生。

5.治疗

一般针对原发病治疗。

(三)窦性心律不齐

1.概述

窦性心律不齐指脉搏在吸气时加速而在呼气时减慢,是小儿时期常见的生理现象。

2.病因

大多属于生理现象。在早产儿尤其多见,特别是伴有周期性呼吸暂停者。游走性心律在儿科多见,为窦房结起搏点在窦房结内或窦房结与房室结之间游走不定,P波形态及P-R间期呈周期性改变,常伴有窦性心律不齐。其临床意义同窦性心律不齐。

3.临床表现

临床表现为心律不规则。主要由于迷走神经张力变化影响窦房结起搏的频率。多数与呼吸有关,吸气时心率增快,呼气时相反。因此,加深呼吸、发热、惊厥以及应用增强迷走神经张力的药物如地高辛时,心律不齐症状更明显;活动、屏气和应用阿托品后可缓解心律不齐。

4.心电图检查

表现为窦性P波,P-R间期正常,P-P间距不一致,相差>0.12秒。

5.治疗

一般不需要特殊处理。

二、异位心律

(一)期前收缩

1.概述

期前收缩是由心脏异位兴奋灶发放的冲动所引起,为小儿时期最常见的心律失常。异位起搏点可位于心房、房室交界或心室组织。分别引起房性、交界性及室性期前收缩,其中以室性期前收缩为多见。

2.病因

常见于无器质性心脏病的小儿。可由疲劳、精神紧张、自主神经功能不稳定等所引起,但也可发生于心肌炎、先心病或风湿性心脏病。如拟交感胺类、洋地黄、奎尼丁中毒及缺氧、酸碱平衡紊乱、电解质紊乱、心导管检查、心脏手术等均可引起期前收缩。健康学龄儿童中约$1\%\sim2\%$有期前收缩。

3.临床表现

常缺乏主诉。年长儿可诉心悸、胸闷。期前收缩次数因人而异,同一患儿在不同时间也可有较大出入。某些患儿于运动后心率增快时期前收缩减少,但也有反而增多者。前者常提示无器质性心脏病,后者则可能有器质性心脏病。

4.心电图检查

(1)房性期前收缩的心电图特征:①P波提前,并可与前一心动的T波重叠;②P-R间期在正常范围;③期前收缩后代偿间隙不完全;④如伴有变形的QRS波则为心室内差异传导所致。

(2)交界性期前收缩的心电图特征:①QRS波提前,形态、时限与正常窦性基本相同；②期前收缩所产生的 QRS 波前或后有逆行 P 波，P-R＜0.10 秒。有时 P 波可与 QRS 波重叠，而辨认不清；③代偿间歇往往不完全。

(3)室性期前收缩的心电图特征：①QRS 波提前，其前无异位 P 波；②QRS 波宽大、畸形，T 波与主波方向相反；③期前收缩后多伴有完全代偿间歇。

5.治疗

一般认为若期前收缩次数不多，无自觉症状，或期前收缩虽频发呈联律性，但形态一致，活动后减少或消失无须用药治疗。有些患儿期前收缩可持续多年，但不少患儿最终自行消退。对在器质性心脏病基础上出现的期前收缩或有自觉症状、心电图上呈多源性者，则应予以抗心律失常药物治疗。根据期前收缩的不同类型选用药物。可服用普罗帕酮或普萘洛尔等 β 受体阻滞剂。房性期前收缩若用之无效可改用洋地黄类。室性期前收缩必要时可选用利多卡因、美西律和莫雷西嗪等。同时应积极治疗原发病。

(二)阵发性室上性心动过速

1.概述

阵发性室上性心动过速是小儿最常见的异位快速性心律失常，是指异位激动在希氏束以上的心动过速。主要由折返机制造成，少数为自律性增高或平行心律。本病可发生于任何年龄，容易反复发作，但初次发病以婴儿时期多见。

2.病因

可发生于先心病、预激综合征、心肌炎、心内膜弹力纤维增生症等疾病基础上。但多数患儿无器质性心脏疾病。感染为常见诱因，但也可因疲劳、精神紧张、过度换气、心脏手术时和手术后、心导管检查等诱发。

3.临床表现

常突然烦躁不安，面色青灰，皮肤湿冷，呼吸增快，脉搏细弱，常伴有干咳，有时呕吐。年长儿还可自诉心悸、心前区不适、头晕等。发作时心率突然增快在160～300 次/分之间，多数在 200 次/分以上，一次发作可持续数秒钟乃至数天。发作停止时心率突然减慢，恢复正常。此外，听诊时第一心音强度完全一致，发作时心率较固定而规则，阵发性等为本前病的特征。发作持续超过 24 小时者，易引发心力衰竭。

4.心电图检查

P 波形态异常，往往较正常时小，常与前一心动的 T 波重叠，以致无法辨认。如能见到 P 波则 P-R 间期常在 0.08～0.13 秒。QRS 波形态同窦性。发作持续时间较久者,可有暂时性 ST 段及 T 波改变。部分患儿在发作间歇期可有预激综合征表现。发作的突然起止提示这类心律失常。以往的发作史对诊断也很有帮助。体格检查心律绝对规则、匀齐、心音强度一致,心率往往超出一般窦性范围,再结合上述心电图特征,诊断不太困难,但有时需与窦性心动过速及室性心动过速相鉴别。

5.治疗

(1)兴奋迷走神经终止发作。①刺激咽部:对无器质性心脏病,无明显心力衰竭者可先用此方法,以压舌板或手指刺激患儿咽部,使之产生恶心、呕吐及使患儿深吸气后屏气。②压迫颈动脉窦法:以上方法无效时可试用此法,在甲状软骨水平扪到颈动脉搏动,以大拇指向颈椎方向压迫,先压迫右侧,时间为 10～20 秒,如无效可用同样方法再试压左侧,但禁忌两侧同时压迫。一旦心律转为正常,便停止压迫。③潜水反射法:用于年长儿或婴儿,将 5 ℃左右冷水毛巾敷于面部 15 秒左右。年长儿可令其吸气后屏气,将面部浸入 5 ℃冷水,未终止者可停数分钟后重复。

(2)药物治疗:以上方法无效或当即有效但很快复发时,可考虑下列药物治疗。①洋地黄类药物:对病情较重,发作持续 24 小时以上,有心力衰竭者,宜首选洋地黄类药物。此药能增强迷走神经张力,减慢房室交界处传导,并能增强心肌收缩力,控制心力衰竭。室性心动过速或洋地黄中毒引起的室上性心动过速禁用此药。低钾、心肌炎、阵发性室上性心动过速伴房室传导阻滞或肾功能减退者慎用。②β受体阻滞剂:可试用普萘洛尔小儿静脉注射剂量为每次 0.01～0.15 mg/kg,以 5%葡萄糖溶液稀释后缓慢推注,≥5～10 分钟,必要时每 6～8 小时重复 1 次。重度房室传导阻滞,伴有哮喘及心力衰竭者禁用。③维拉帕米:为选择性钙通道阻滞剂。抑制钙离子进入细胞内,疗效显著。不良反应为血压下降,并可加重房室传导阻滞。剂量为每次 0.1 mg/kg,静脉滴注或缓慢推注,≤1 mg/min。④升压药物:通过升高血压,使迷走神经兴奋对阵发性室上性心动过速伴有低血压者更适宜。常用制剂有甲氧明、去氧肾上腺素等。因增加心脏后负荷,需慎用。

(3)电学治疗:对个别药物疗效不佳者,除洋地黄中毒外可考虑用直流电同步电击转律。有条件者,可使用经食管心房调搏或经静脉右心房内调搏终止室上速。

(4)射频消融术:药物治疗无效,发作频繁,逆传型房室折返型可考虑使用此方法。

三、室性心动过速

(一)概述

室性心动过速是指起源于希氏束分叉处以下的 3 个以上宽大畸形 QRS 波组成的心动过速。

(二)病因

可由心脏手术、心导管检查、严重心肌炎、先心病、感染、缺氧、电解质紊乱等原因引起。但不少病例没有明确病因。

(三)临床表现

与阵发性室上性心动过速相似,但症状比较严重。小儿烦躁不安、苍白、呼吸急促。年长儿可主诉心悸、心前区疼痛,严重病例可有晕厥、休克、充血性心力衰竭等。发作短暂者血流动力学的改变较轻;发作持续 24 小时以上者则可发生显著的血流动力学改变。体检发现心率增快,常在 150 次/分以上,节律整齐,心音可有强弱不等现象。

(四)心电图检查

心电图特征:①心室率常在 150~250 次/分钟之间。QRS 波宽大畸形,时限增宽。②T 波方向与 QRS 波主波相反。P 波与 QRS 波之间无固定关系。③Q-T 间期多正常,可伴有 Q-T 间期延长,多见于多形性室速。④心房率较心室率缓慢,有时可见到室性融合波或心室夺获。心电图是诊断室性心动过速的重要手段,但有时与室上性心动过速伴心室内差异传导的鉴别比较困难,必须综合临床病史、体检、心电图特点、对治疗措施的反应等仔细加以区别。

(五)治疗

室性心动过速是一种严重的快速心律失常,可发展成心室颤动,致心脏性猝死。同时有心脏病存在者病死率可达 50% 以上,所以必须及时诊断,予以适当处理。

药物可选用利多卡因,每次 0.5~1.0 mg/kg 静脉滴注或缓慢推注。必要时可每隔 10~30 分钟重复,总量不超过 5 mg/kg。此药能控制心动过速,但作用时间很短,剂量过大能引起惊厥、传导阻滞等毒性反应。伴有血压下降或心力衰竭者首选同步直流电击复律[1~2 J/(s•kg)],转复后再用利多卡因维持。预防复发可用口服美西律、普罗帕酮、莫雷西嗪。

对多型性室速伴 Q-T 间期延长者,如为先天性因素,则首选 β 受体阻滞剂,禁忌Ⅰa,Ⅰc,及Ⅲ类药物和异丙基肾上腺素。而后天性因素所致者,可选用异丙基肾上腺素,必要时可试用利多卡因。

四、房室传导阻滞

(一)概述

房室传导阻滞是指由于房室传导系统膜部位的不应期异常延长,电激动从心房向心室传播过程中传导延缓或部分甚至全部不能下传的现象,临床上将房室传导阻滞分为 3 度:一度房室传导阻滞;二度房室传导阻滞;三度房室传导阻滞。

(二)病因

一度房室传导阻滞在小儿中比较常见,大部分由急性风湿性心脏病引起,但也可发生于发热、心肌炎、肾炎、先心病以及个别正常小儿;在应用洋地黄时也能延长 P-R 间期。二度房室传导阻滞产生原因有风湿性心脏病、各种原因引起的心肌炎、严重缺氧、心脏手术后及先心病(尤其是大动脉换位)等。三度房室传导阻滞在小儿较少见,病因可分为获得性与先天性两种,获得性者以心脏手术引起的最为常见,其次为心肌炎,此外新生儿低血钙与酸中毒也可引起,但一般为一过性;先天性者约50%患儿无心脏形态学改变,部分患儿有先心病或心内膜弹力纤维增生症等。

(三)临床表现

1.一度房室传导阻滞

本身对血流动力学并无不良影响,临床听诊,除第一心音较低钝外,并无其他特殊体征,诊断主要通过心电图检查。但小儿 P-R 间期延长,直立或运动后可使 P-R 间期缩短至正常。此种情况说明 P-R 间期延长与迷走神经的张力过高有关。

2.二度房室传导阻滞

临床表现取决于基础心脏病变以及由传导阻滞而引起的血流动力学改变。当心室率过缓时可引起胸闷、心悸,甚至产生眩晕和晕厥。听诊时除原有心脏疾病所产生的听诊改变外,尚可发现心律不齐,脱漏搏动。二度房室传导阻滞有莫氏Ⅰ型和莫氏Ⅱ型两种,前者较多见,但后者的预后则比较严重,容易发展为完全性房室传导阻滞,发生阿-斯综合征。

3.三度房室传导阻滞

部分小儿并无主诉。获得性者以及有先心病者病情较重,因心搏出量减少而自觉乏力、眩晕、活动时气短。最严重的表现为阿-斯综合征发作,小儿知觉丧失,甚至发生死亡。某些患儿则表现为心力衰竭以及对应激状态的耐受能力降低。体格检查时脉率缓慢而规则。第一心音强弱不一,有时可闻及第三心音或第四心音。绝大多数患儿心底部可听到Ⅰ～Ⅱ级喷射性杂音,为心脏每次搏出量增加引起的半月瓣相对狭窄所致。由于经过房室瓣的血量也增加,所以可闻及舒张中期杂音。X线检查发现不伴有其他心脏疾病的三度房室传导阻滞者中60%患儿也有心脏增大。

(四)心电图特征

1.一度房室传导阻滞

房室传导时间延长,心电图表现为P-R间期超过正常范围,但每个心房激动都能下传到心室。

2.二度房室传导阻滞

窦房结的冲动不能全部传达心室因而造成不同程度的漏搏。又可分为两型。

(1)莫氏Ⅰ型又称为文氏现象:特点是P-R间期逐步延长,最终P波后不出现QRS波,在P-R间期延长的同时,R-R间期往往逐步缩短,且脱漏的前后两个R波的距离小于最短的R-R间期的两倍。

(2)莫氏Ⅱ型:此型特点为P-R间期固定不变,心房搏动部分不能下传到心室,发生间歇性心室脱漏。且常伴有QRS波的增宽。

3.三度房室传导阻滞

房室传导组织有效不应期极度延长,使P波全部落在了有效不应期内,完全不能下传到心室,心房与心室各自独立活动,彼此无关。心室率较心房率慢。

(五)治疗

1.一度房室传导阻滞

应着重病因治疗,基本上不需特殊治疗,预后较好。

2.二度房室传导阻滞

应积极治疗原发疾病。当心室率过缓、心脏搏出量减少时,可用阿托品、异丙肾上腺素治疗。预后与心脏的基本病变有关。由心肌炎引起者最后可完全恢复。当阻滞位于房室束远端,有QRS波增宽者预后较严重,可能发展为完全性房室传导阻滞。

3.三度房室传导阻滞

有心功能不全症状或阿-斯综合征表现者需积极治疗。纠正缺氧与酸中毒可改善传导功能。由心肌炎或手术暂时性损伤引起者,肾上腺皮质激素可消除局部水肿。可口服阿托品、麻黄素或异丙基肾上腺素舌下含服,重症者应用阿托品 0.01～0.03 mg/kg 皮下或静脉注射,异丙肾上腺素 1 mg 溶于 5％～10％葡萄糖溶液 250 mL 中,持续静脉滴注,速度为 0.05～2 μg/(kg·min),然后根据心率调整速度。具备以下条件者应考虑安装起搏器:反复发生阿-斯综合征,药物治疗无效或伴心力衰竭者。一般先安装临时起搏器,经临床治疗可望恢复正常,若观察 4 周左右仍未恢复者,考虑安置永久起搏器。

第二节　心　肌　病

一、扩张型心肌病

(一)概述

扩张型心肌病以心脏极度增大,左、右心室内径,尤其是左心室扩张为特征,常分为原发性和继发性两类。近年来,随着心脏分子生物学的发展,原来认为是原发性的病例,发现了特异的致病原因,有些与基因的缺陷有关,有的与病毒感染相关。国外有资料显示,儿童扩张型心肌病发病率为 36/100 000。

(二)病因

病因尚不明确,可能与病毒感染有关,一部分病毒性心肌炎可能最终可发展为扩张型心肌病。在 2％～10％患儿中病理检查存在病毒性心肌炎征象。本病与遗传因素也有一定关系,20％患儿有家族史,表现为常染色体隐性遗传、X-连锁遗传等类型。

(三)临床表现

病程进展缓慢、隐匿,因此确定起病日期往往有困难。症状轻重不一,多表现为进行性充血性心力衰竭,出现气喘、乏力、水肿。体检可见脉搏减弱,脉压减小,颈静脉充盈,肝大等症状,心率增快,可有奔马律。

(四)辅助检查

1.心电图

左心房、左心室肥大,左心室肥大为主;单纯右心室肥大少见。可有室性期前收缩、传导阻滞、ST-T 改变等。

2.X 线检查

心影多有不同程度的增大,心脏搏动减弱,肺淤血,有时可有少量胸腔积液。

3.超声心电图

左心房、左心室扩大,心肌收缩力降低,特征性表现为左心室呈球形扩张,而二尖瓣开放幅度小,形成"大心腔、小瓣口"征象。多普勒探测可见主动脉口流速减慢,二尖瓣反流信号。

(五)治疗

扩张型心肌病可按抗心力衰竭给予积极治疗,在一段时间内症状可有改观,但仍无法阻止其病情的进行性发展,生存率仍不容乐观。患儿多死于严重的心律失常或栓塞。因此,积极治疗心律失常和抗血栓形成对延长生命有一定作用。近年来采用血管紧张素转换酶抑制剂(如依那普利)和 β 受体阻滞剂(如卡维地洛)等治疗显示有一定疗效,但儿科应用的资料还很有限。国外有资料显示采用心脏移植的治疗方式已取得了较好的结果,但由于移植手术难度大,费用高,而且供体相当缺乏,目前尚无法成为我国的主要治疗手段。

二、肥厚型心肌病

(一)概述

儿童肥厚型心肌病发病率为 2/100 000。其病理特征为广泛性左心室壁、室间隔肥厚部分累及右心室,左心室腔缩小,心肌出现不同程度的纤维化,由此造成左心室顺应性降低,舒张期充盈受限。约 20%患儿有不同程度的左心室流出道梗阻,部分患儿还可出现二尖瓣关闭不全。

(二)病因

肥厚型心肌病有很强家族遗传倾向,表现为常染色体遗传有不同外显率。先证者在儿童期可不发病,多在青少年期出现症状。30%左右的家族性病例可检出心肌球重链蛋白基因的突变。α 原肌球蛋白、肌球连接蛋白等基因也可能与此病有关。

(三)临床表现

肥厚型心肌病约 50%的患儿是在因心脏杂音或家族成员发病进行体格检查时才被发现。临床症状有因肺淤血引起呼吸困难,由于左心室流出道梗阻可引起心绞痛、晕厥甚至猝死。有左心室流出道梗阻时可在主动脉瓣听诊区闻及收缩期杂音,二尖瓣反流时可听到心尖部收缩期杂音。有第二心音反向分裂。

（四）辅助检查

1.心电图

左心室肥大；异常 Q 波；如有心肌纤维化可有室内传导阻滞，表现为 QRS 时限延长；ST-T 改变。

2.X 线检查

心影正常或扩大。如合并心力衰竭，则有肺纹理增多、肺淤血现象。

3.超声心电图

肥厚型心肌病表现为左心室壁特别是室间隔肥厚，并累及二尖瓣前瓣，二尖瓣的前瓣有收缩期先前运动，主动脉瓣提前关闭。当多普勒在左心室流出道收缩期测得压力阶差，表示该部位已有梗阻。

（五）治疗

必须严格限制剧烈的体育活动，以防猝死发生。诊断明确的病例应禁止使用洋地黄、正性肌力药物和利尿剂，β 肾上腺能受体阻滞剂和钙通道阻滞剂能缓解流出道梗阻和心肌肥厚进程，改善临床症状，但并未改变长期的临床预后。一部分频发心绞痛、晕厥的病例通过心脏外科手术切除肥厚的室间隔，以此减轻左心室流出道的梗阻，改善冠状动脉血供和减轻二尖瓣反流。

三、限制性心肌病

（一）概述

儿童限制性心肌病发病率为 2/100 000。其病理特征为心室顺应性丧失，心内膜弥漫性增厚，舒张期心房向心室充盈受限，心房扩大，心排血量减少，进而引起心功能不全。与缩窄性心包炎血流动力学非常相似。

（二）临床表现

常于儿童及青少年期起病，进展隐缓。临床表现与受累心室及病变程度有所不同。右心病变主要表现为静脉压升高，颈静脉怒张、肝大、腹水及下肢水肿，酷似缩窄性心包炎。左心病变常有气短，咳嗽，甚至咯血，后期伴有肺动脉高压的表现，很像风湿性二尖瓣病变。体检见血压偏低，脉压小，脉搏细弱，可有奇脉，颈静脉怒张。心前区膨隆，心界扩大，心尖冲动弱，心率快，心音有力，可有奔马律，多数无杂音或仅有轻度收缩期杂音。腹部胀大，叩诊有移动性浊音。下肢凹陷性水肿。

(三)辅助检查

1.心电图

左心房肥大;节律改变或传导阻滞,如有心肌纤维化可有室内传导阻滞,表现为 QRS 时限延长;ST-T 改变。

2.X 线检查

心影中至重度增大。右心病变时心影呈球形或烧瓶状,右房高度增大。左心病变时则心影轻至中度增大,左房扩大,肺淤血或有不同程度肺动脉高压表现。双心室病变为以上综合改变,常以右心室病变所见为主。

3.超声心电图

心房扩大,心室腔正常或略小,室间隔及左心室壁有向心性增厚,室间隔与左心室内膜增厚发亮,搏动弱,左心室等容舒张期延长。

(四)治疗

预后不良,出现心力衰竭后往往数年内死亡。治疗以控制心力衰竭为主,但由于其基本病变为心肌纤维化和心腔缩小,故通常洋地黄类药物作用不佳,需要综合治疗。对腹水及水肿可用利尿剂。近年来有学者尝试用外科手术治疗,行心内膜切除或心瓣膜修补或置换术等。后期需要心脏移植治疗。

四、心内膜弹力纤维增生症

(一)概述

心内膜弹力纤维增生症又名心内膜硬化症、心内膜纤维化、胎儿心内膜炎等。其主要病理改变为心内膜下弹力纤维及胶原纤维增生,病变以左心室为主。多数于 1 岁以内发病。原因尚未完全明确,部分病例可能由病毒性心肌炎发展而来;心内膜供血不足及缺氧也很可能为发病的原因。

(二)临床表现

主要表现为充血性心力衰竭,按症状的轻重缓急,可分为 3 型。

1.暴发型

起病急骤,突然出现呼吸困难、口唇发绀、面色苍白、烦躁不安、心动过速、心音减低,可听到奔马律,肺部常听到干、湿啰音,肝脏增大,少数出现心源性休克,甚至于数小时内猝死。此型多见于 6 个月内的婴儿。

2.急性型

起病也较快,但心力衰竭发展不如暴发型急剧。常并发支气管肺炎,肺部出现细湿啰音。部分患儿因心腔内附壁血栓的脱落而发生脑栓塞。此型发病年龄同暴发型。如不及时治疗,多数死于心力衰竭。

3.慢性型

症状同急性型,但进展缓慢。患儿生长发育多较落后。经适当治疗可获得缓解,存活至成年期,但仍可因反复发生心力衰竭而死亡。

(三)辅助检查

1.心电图检查

多呈左心室肥大,少数表现右心室肥大或左、右心室合并肥大,可同时出现ST段、T波改变以及房室传导阻滞。

2.X线胸片

以左心室肥大为明显,左心缘搏动多减弱,肺纹理增多。

3.心导管检查

左心室舒张压增高,其波形具有诊断意义;结合选择性造影则可见左心室增大、室壁增厚及排空延迟。

(四)治疗

主要应用洋地黄控制心力衰竭,一般反应较好,需长期服用,直到症状消失,X线、心电图恢复正常后1～2年方可停药。本病如不治疗,大多于2岁前死亡。对洋地黄治疗反应良好而又能长期坚持治疗者,预后较好,有痊愈可能。

第三节　病毒性心肌炎

一、概述

病毒性心肌炎即由病毒侵犯心脏所引起的以心肌炎性病变为主要表现的疾病,有时病变也可累及心包或心内膜,其病理特征为心肌细胞的变性、坏死。儿童期的发病率尚不确切。国外有资料显示在因意外事故死亡的年轻人尸体解剖中检出率为4%左右。流行病学资料显示,儿童中可引起心肌炎的常见病毒有柯萨奇病毒(B组和A组)、埃可病毒、脊髓灰质炎病毒、腺病毒、传染性肝炎病毒、流感和副流感病毒、麻疹病毒及单纯疱疹病毒以及流行性腮腺炎病毒等。值得注意的是新生儿期柯萨奇病毒B组感染可导致群体流行,其死亡率可高达

50%以上。

二、发病机制

本病的发病机制尚不完全清楚,但随着分子病毒学、分子免疫学的发展,认为涉及病毒对被感染的心肌细胞的直接损害和病毒触发人体自身的免疫反应而引起的心肌损害。在病毒性心肌炎急性期柯萨奇病毒和腺病毒对细胞的直接损害与心肌细胞的受体有关,病毒通过受体引起病毒复制和细胞变性,导致细胞坏死溶解。机体的细胞和体液免疫反应使机体产生抗心肌抗体,通过白细胞介素-1α、肿瘤坏死因子α和γ干扰素诱导产生的细胞黏附因子,促使免疫细胞有选择地向损害的心肌组织黏附、浸润。

三、临床表现

(一)症状

轻重不一,取决于年龄和感染的急性或慢性过程,预后大多良好。部分患儿起病隐匿,有乏力、活动受限、心悸、胸痛等症状,少数重症患儿可发生心力衰竭,并发严重心律失常、心源性休克,甚至猝死。少部分患儿呈慢性进程,演变为扩张型心肌病。新生儿患病时病情进展快,常见高热、反应低下、呼吸困难和发绀,常有神经、肝脏和肺的并发症。

(二)体征

心脏轻度扩大,伴心动过速、心音低钝及奔马律,可导致心力衰竭及昏厥等。反复心力衰竭者,心脏明显扩大,肺部出现湿啰音,肝、脾大,呼吸急促和发绀。重症患儿可突然发生心源性休克,脉搏细弱,血压下降。

四、辅助检查

(一)心电图

可见严重心律失常,包括各种期前收缩、室上性和室性心动过速、房颤、室颤、二度或三度房室传导阻滞。心肌受累明显时可见 T 波降低、ST-T 段改变,但是心电图缺乏特异性,强调动态观察的重要性。

(二)血生化指标

血清肌酸磷酸激酶在早期多有增高,其中以来自心肌的同工酶为主。血清乳酸脱氢酶同工酶增高在心肌炎早期诊断有提示意义。心肌肌钙蛋白的变化对心肌炎诊断的特异性更强。

(三)超声心动图检查

可显示心房、心室扩大,心室收缩功能受损程度,可观察有无心包积液以及瓣膜功能损害。

(四)病毒学诊断

疾病早期可从咽拭子、咽冲洗液、粪便、血液中分离出病毒,但需结合血清抗体测定才更有意义。恢复期血清抗体滴度比急性期增高 4 倍以上,病程早期血中特异性 IgM 抗体滴度在 1∶128 以上,利用聚合酶链反应或病毒核酸探针原位杂交自血液或心肌组织中查到病毒核酸可作为某一型病毒存在的依据。

(五)心肌活检

仍被认为是诊断的金标准,但由于取样部位的局限性,阳性率仍然不高,而且因为具有创伤性而限制了其临床应用。

1.临床诊断依据

(1)心功能不全、心源性休克或心脑综合征。

(2)心脏扩大(X 线片、超声心动图检查具有表现之一)。

(3)心电图改变:以 R 波为主的 2 个或 2 个以上主要导联(Ⅰ、Ⅱ、aVF、V5)的 ST-T 改变持续 4 天以上伴动态变化,窦房、房室传导阻滞,完全右束支或左束支传导阻滞,成联律、多型、多源、成对或并行期前收缩,非房室结及房室折返引起的异位性心动过速,低电压(新生儿除外)及异常 Q 波。

(4)同工酶升高或心肌肌钙蛋白阳性。

2.病原学诊断依据

(1)确诊指标:自心内膜、心肌、心包(活检、病理)或心包穿刺液检查发现以下之一者可确诊。①分离到病毒;②用病毒核酸探针查到病毒核酸;③特异性病毒抗体阳性。

(2)参考依据:有以下之一者结合临床表现可考虑心肌炎由病毒引起。①自粪便、咽拭子或血液中分离到病毒,且恢复期血清同型抗体滴度较第一份血清升高或降低 4 倍以上;②病程早期血中特异性 IgM 抗体阳性;③用病毒核酸探针自患儿血中查到病毒核酸。

3.确诊依据

具备临床诊断依据两项,可临床诊断。发病同时或发病前 1～3 周有病毒感染的证据支持诊断者:①同时具备病原学确诊依据之一者,可确诊为病毒性心肌炎;②具备病原学参考依据之一者,可临床诊断为病毒性心肌炎;③凡不具备确诊依据,应给予必要的治疗或随诊,根据病情变化,确诊或除外心肌炎;④应除外风湿性心肌炎、中毒性心肌炎、先天性心脏病、由风湿性疾病以及代谢性疾病(如甲状腺功能亢进症)引起的心肌损害、原发性心肌病、原发性心内膜弹力纤维增生症、先天性房室传导阻滞、心脏自主神经功能异常、β受体功能亢进及药物引起的心电图改变。

4.分期

(1)急性期:新发病,症状及检查阳性发现明显且多变,一般病程在半年以内。

(2)迁延期:临床症状反复出现,客观指标迁延不愈,病程多在半年以上。

(3)慢性期:进行性心脏增大,反复心力衰竭或心律失常,病情时轻时重,病程在1年以上。

五、治疗

(一)休息

急性期需卧床休息,减轻心脏负荷。

(二)药物治疗

1.抗病毒治疗

对于仍处于病毒血症阶段的早期患儿,可选用抗病毒治疗,但疗效不确定。

2.改善心肌营养

1,6二磷酸果糖可改善心肌能量代谢,促进受损细胞的修复,常用剂量为$100\sim250$ mg/kg,静脉滴注,疗程$10\sim14$天。同时可选用大剂量维生素C、辅酶Q10、维生素E和中药生脉饮、黄芪口服液等。

3.大剂量丙种球蛋白

通过免疫调节作用减轻心肌细胞损害,剂量2 g/kg,静脉滴注。

4.糖皮质激素

一般病例不主张使用。对重型患儿合并心源性休克、致死性心律失常(三度房室传导阻滞、室性心动过速)、心肌活检证实慢性自身免疫性心肌炎症反应者应足量、早期应用,可用氢化可的松10 mg/(kg·d)。

5.抗心力衰竭治疗

抗心力衰竭治疗可根据病情联合应用利尿剂、洋地黄、血管活性药物,应特别注意用洋地黄时饱和量应较常规剂量减少,并注意补充氯化钾,以避免洋地黄中毒。

6.心律失常治疗

参见本章第一节。

第四节　心　包　炎

一、急性心包炎

急性心包炎是指各种原因引起的心包急性炎症,可单独存在或表现为全身疾病的一部分,以感染性心包炎最多见。

(一)病因

1.感染性

包括耐药性金黄色葡萄球菌、肺炎链球菌、链球菌、大肠埃希菌等。病毒以柯萨奇病毒、埃可病毒、流感病毒及腺病毒为主。少见的病原体有结核杆菌、真菌、寄生虫、立克次体等。

2.非感染性

较常见的有结缔组织病如风湿热、川崎病、类风湿关节炎、系统性红斑狼疮等。其他因素如尿毒症、血清病、心包切开后综合征、放射线、化学药物等也可以引起。

(二)临床表现

主要表现为心前区疼痛,程度不一,可为钝痛或尖锐剧痛,平卧、深呼吸时疼痛加剧,坐位、前俯位时减轻;婴儿则表现为哭吵、烦躁不安。可出现左肩、背部及上腹部的反射性疼痛,往往是因为炎症累及附近的胸膜、横膈或纵隔所致。少量心包积液时也可仅有心前区闷胀不适。大量渗出时,因心脏及邻近脏器受压可引起呼吸困难,甚至发绀。气管、支气管、喉返神经、食管受压可出现干咳、声嘶、吞咽困难等。

体检时心前区听到心包摩擦音,以胸骨左缘第3、4、5肋间最明显,于坐位身体略前倾时最易听到,心包摩擦音可出现数小时、数天或数周。大量积液时心浊音界向左右两侧扩大,心尖冲动减弱或消失,心率增快,心音低而遥远;大量积液压迫左肺下叶致肺不张时可出现左肩胛下浊音及支气管呼吸音。

心包积液迅速发生可引起急性心脏压塞。此时由于心搏出量不足,动脉压下降,静脉压不断上升,心动过速,脉搏细弱,严重者出现休克。由于回心血流受阻,体循环淤血,坐位时见到颈静脉充盈、有搏动,肝颈静脉征阳性,腹水、肝大、水肿等。

多数患儿伴有炎症引起的全身反应如发热、乏力、食欲缺乏、多汗等。

(三)辅助检查

1.实验室检查

随病因而异,可有白细胞增高、血沉增快等。

2.X线检查

少量心包积液时心影改变不明显;心包内渗液量超过 150 mL 时即可显示心影增大;大量心包积液时,立位显示心脏扩大如"烧瓶状",心缘各弓消失。卧位时心底部增宽,透视下见心脏搏动减弱或消失。肺纹理无改变。

3.心电图检查

发病初期因心外膜下心肌产生损伤电流,表现多数导联 ST 段抬高,avR 导联 ST 段压低,约持续数小时至数天后,ST 段回到等电线,继之出现 T 波低平、双向或倒置。随着心包炎症状的消失,T 波逐渐恢复正常。大量心包积液时常出现低电压和 T 波变化。

4.超声心动图检查

为确定心包积液最安全、可靠的方法。极少量积液时,在收缩期左心室后壁后方即可显示有液性暗区;中等量积液时,于收缩期及舒张期均见液性暗区;大量积液时右心室前壁前方也出现液性暗区,此时心房和心室均处于受压状态。

(四)诊断

根据心前区疼痛、心包摩擦音,有心包积液或心包填塞征象,结合心电图、X 线片或超声波等检查,可诊断心包炎。但病因诊断有时存在一定困难,应根据病史及各种伴随症状加以分析。一般需要采用心包穿刺术通过检查心包内液体以明确病因。化脓性心包炎的心包穿刺液呈脓性浑浊,涂片和培养可找到细菌。病毒性心包炎的穿刺液呈浆液性或血性浆液性,含单核细胞及多形核细胞,有时可分离出病毒。结核性、肺吸虫等引起的心包炎和心包肿瘤均可呈血性心包积液,应注意鉴别。风湿性心包炎和川崎病急性期心包炎渗出液较少,大多随着急性期症状好转而吸收,根据其他相应的主要临床症状可以作出诊断。

(五)治疗

应针对病因或原发疾病进行治疗,大量心包积液时应予心包穿刺抽液。急性期应卧床休息,加强全身支持治疗。对于化脓性心包炎,给予有效的抗生素治疗和心包引流。病毒性以一般治疗及对症处理为主。结核性心包炎应给予抗结核治疗和解除心脏压塞。风湿热和川崎病引起的心包炎以治疗原发病为主,一般不需要特殊处理。

二、缩窄性心包炎

缩窄性心包炎是指心脏部分或全部被坚厚、僵硬的心包所包裹,以致在舒张期不能充分扩张,心室不能正常充盈。可发生于急性心包炎后数周,也可由心包疾病经数月或数年缓慢发展而致。

(一)病因

小儿时期多由结核性或化脓性心包炎引起。部分缓慢地发展而引起者,病因大多不明。

(二)病理生理

心包壁层与脏层广泛粘连,纤维组织增生,心包显著增厚,其至可达 2 cm,形成僵硬的纤维组织外壳,心包腔闭塞,紧紧压迫心脏和大血管,使心脏不能在舒张期有效地扩张,静脉入口处心包增厚、缩窄,静脉回流受阻,静脉显著淤血,心室充盈不足,心搏出量减少。肝、肺及其他脏器均呈慢性淤血,近似慢性充血性心力衰竭。心包有时与邻近组织粘连,部分病例出现心包钙化。由于心肌长期受压、缺血,可发生心肌变性、萎缩及纤维化,从而使心肌收缩功能受损。

(三)临床表现

急性化脓性心包炎 2～3 周后可出现本病,部分病例经数月或数年后出现症状,表现为全身水肿、静脉充盈、静脉压增高、肝大、腹水等,持续存在,进行性加重。有些病例起病隐匿、缓慢,出现乏力、呼吸困难、咳嗽、食欲缺乏、腹胀、肝区疼痛、腹围增大、水肿等,并日益加重。体格检查发现明显颈静脉及周围静脉充盈。心界正常或稍大,心尖冲动不明显,由于心包与邻近组织粘连,有时可出现收缩期回缩(即于收缩期出现心尖附近胸壁内陷)。心率增快,心音低远,无心脏杂音或心包摩擦音,有时可在第二心音后听到心包叩击音。肝大显著。腹水的出现早于肢体水肿,程度也较重。脉压缩小,静脉压增高。

(四)实验室检查

1.X 线检查

心脏外形不正常,可呈三角形,左、右心缘变直,心搏动微弱或消失。主动脉弓缩小,上腔静脉扩张。部分病例可见到心包钙化。

2.心电图检查

明显低电压及 T 波变化。

3.超声心动图检查

心室壁僵硬,在舒张期呈低平运动,二尖瓣开放幅度减小,舒张期血流 E/A 比值<1,表示左心室灌注充盈受限。室间隔运动异常。房室交界常可见强回声纤维组织。

(五)诊断

凡临床症状类似慢性心脏压塞,而心脏无明显增大应考虑本病,结合 X 线、心电图及超声心动图检查可以作出诊断。但应注意与慢性充血性心力衰竭等鉴别。后者常有器质性心脏病,心脏增大,多伴心脏杂音或奔马律,腹水往往不明显,针对心力衰竭治疗后症状缓解。

(六)治疗

施行心包切除术,将压迫心脏的纤维硬壳剥除。需要注意的是,心包剥除后,长期受压塞的心脏因突然接受大量血液充盈使容量负荷过重,可发生心功能不全,故有学者主张在术中及术后给予洋地黄制剂,同时应严格限制补液及输血量。

第五节　心功能不全

心功能不全或称心力衰竭,是指由于心肌病变或结构异常导致心脏负荷过重引起心泵功能减退,心排血量不能满足机体代谢需要而表现的临床综合征。小儿各年龄期均可发生,以婴幼儿最常见。如不及时控制,往往威胁小儿生命。

一、病因

心泵血功能受心肌收缩力、前负荷、后负荷、心率等多种因素的影响。任何因素导致心肌收缩力下降或负荷过重,超出心脏代偿能力时均可引发心功能不全。小儿时期心功能不全的病因依年龄而异。

(一)新生儿期

以先心病引起者最多见,如主动脉缩窄、大动脉转位、左心发育不良综合征等。其他如持续性肺动脉高压、呼吸窘迫综合征、早产儿动脉导管未闭等也可引起。

(二)婴幼儿期

先心病仍占主要地位,肺动脉狭窄、主动脉狭窄等流出道梗阻使后负荷增加,而左向右分流和瓣膜反流则导致前负荷增加。心肌疾病如心内膜弹力纤维增生症、心肌炎等,心律失常如阵发性室上性心动过速均可引起。其他疾病如支气管肺炎、感染引起者在此期也常见。少数可因严重贫血、维生素 B_1 缺乏等引起。

(三)学龄前期及学龄期

先心病仍然是常见原因,患儿多由于继发感染、肺动脉高压或心脏手术或并发心律失常而诱发心功能不全。风湿性心脏病和急性肾炎所致的心力衰竭也较多见。川崎病冠状动脉病变也是这一时期心功能不全的重要原因。

慢性心功能不全者可由于以下诱因使心力衰竭症状突然加重。①感染:呼吸道感染、感染性心内膜炎;②剧烈哭吵;③血容量过多:如输血、补液过多、速度过快、急性输入大量脱水剂等;④心律失常:如阵发性室性心动过速、心房颤动等;⑤其他:如贫血、缺氧、电解质紊乱等。

二、病理生理

心脏功能从正常发展到心力衰竭,经过一段代偿期,心脏出现心率增快、心肌肥厚或心脏扩大,以维持心排血量,当心排血量通过代偿不能满足身体代谢需要时,即出现心力衰竭。心力衰竭时心排血量一般减少到低于正常休息时的心排血量,称为低心排血量心力衰竭。但由甲状腺功能亢进、严重贫血、动静脉瘘等引起的心力衰竭,心排血量减少,但仍可超过正常休息时的心排血量,称为高心排血量心力衰竭。

心力衰竭时心室收缩期排血量减少,心室内残余血量增多,故舒张期充盈压力增高,回心血量减少,心房和静脉淤血,组织缺氧;组织缺氧激活交感神经系统,引起皮肤内脏血管收缩,血液重新分布,以保证重要器官的血供;同时,肾素-血管紧张素-醛固酮系统激活,使近端和远端肾曲小管对钠的再吸收增多,体内水钠潴留,引起血容量增多,体液淤积。近年来发现,交感神经激活肾素-血管紧张素-醛固酮系统,引起 β 受体-腺苷酸环化酶系统调节紊乱,可加剧心室重塑,使心力衰竭恶化。

三、临床表现

(一)全身症状

由于心排血量下降、组织灌注不足以及静脉淤血引起,表现为精神萎靡、乏力、多汗、食欲减退、消化功能低下、体重不增等。

(二)肺循环淤血表现

心功能不全导致肺静脉充盈、压力升高,液体渗出至肺间质甚至渗入肺泡,从而影响呼吸功能。婴幼儿心功能不全发病较急,往往先出现呼吸系统症状。

1.呼吸急促

由于肺淤血,间质水肿,肺顺应性下降,致呼吸快而表浅。严重者肺泡、支气管黏膜水肿增剧,影响肺通气、换气功能,出现呼吸困难,甚至端坐呼吸。婴幼儿多在哭吵、喂养时气急显著。婴幼儿发病较急者常突然表现气急、呻吟、烦躁不安,不能安睡,不能平卧,要竖抱或伏在大人肩上时稍能安睡(类似于端坐呼吸表现)。

2.咳嗽

由于支气管黏膜淤血、水肿而出现干咳;严重者因肺水肿可咳出泡沫样血痰或鲜血。

3.发绀

严重肺淤血可影响肺循环血液氧合过程而出现不同程度青紫。

4.哮鸣及肺部啰音

液体进入肺泡时肺部出现湿性啰音。婴幼儿易出现哮鸣,大多因气管、支气管黏膜水肿而引起,常表示病情严重。

(三)体循环淤血表现

1.肝大

肝淤血致肿大、压痛、边缘圆钝,为心功能不全的早期最常见表现。病情改善后肝脏迅速回缩。

2.颈静脉怒张

患儿坐位时颈静脉充盈,肝颈静脉反流征阳性。婴幼儿由于颈短,皮下脂肪多,颈静脉怒张不易观察。有时可以通过手背静脉充盈情况判断静脉淤血,即置患儿于半坐位(躯体成45°),将手抬至胸骨上窝水平略高时观察手背静脉是否充盈。

3.水肿

由于体循环淤血、静脉压增高、水钠潴留,液体积聚于间质而出现水肿。最先见于下垂部位如踝部、胫前部。严重者伴胸腔积液、腹水、心包积液。婴幼儿水肿可不明显,有时仅见眼睑、面部轻微水肿或伴手背、足背略肿,但体重增加。

(四)心脏体征

除原发疾病的症状和体征外,心功能不全时常示心脏增大、心音低钝、心动过速,易出现奔马律。

四、辅助检查

(一)X 线检查

心影多呈普遍性扩大,搏动减弱,肺门附近阴影增加,肺部淤血、纹理增多。

(二)心电图检查

有助于病因诊断及指导洋地黄应用。

(三)超声心动图检查

可见心室和心房扩大,射血分数降低。心脏舒张功能不全时,多普勒超声检测二尖瓣口舒张期血流 E/A 比值 <1;组织多普勒技术检测二尖瓣环运动 E/A 比值 <1。

五、诊断

(一)临床诊断依据

(1)安静时心率增快,每分钟心率婴儿>180 次,幼儿>160 次,不能用发热或缺氧解释者。

(2)呼吸困难,青紫突然加重,安静时每分钟呼吸婴儿>60 次,幼儿>50 次,儿童>40 次。

(3)肝大达肋下 3 cm 以上,或在密切观察下短时间内较前增大,而不能以横膈下移等原因解释者。

(4)心音明显低钝,或出现奔马律。

(5)突然烦躁不安,面色苍白或发灰,而不能用原有疾病解释。

(6)尿少、下肢水肿,以除外营养不良、肾炎、维生素 B_1 缺乏等原因所造成者。

(二)其他检查

上述前 4 项为临床诊断的主要依据。尚可结合其他几项以及胸部 X 线摄片、心电图和超声心动图检查结果进行综合分析判断。

(三)心力衰竭程度判断

临床上一般依据病史、临床表现及劳动耐力的程度,将心脏病患儿心功能分为以下4级。

Ⅰ级:患儿体力活动不受限制。学龄期儿童能够参加体育课,并且能像正常儿童一样活动。

Ⅱ级:患儿体力活动轻度受限。休息时没有任何不适,但一般活动时出现症状如疲乏、心悸和呼吸困难。学龄期儿童能够参加体育课,但活动量比同龄正常儿童小。可能存在继发性生长障碍。

Ⅲ级:患儿体力活动明显受限。轻劳动时即有症状,例如步行15分钟即有疲乏、心悸和呼吸困难。学龄期儿童不能参加体育活动。存在继发性生长障碍。

Ⅳ级:在休息状态也有症状,完全丧失劳动力。存在继发性生长障碍。

上述心功能分级对婴儿不适用。婴儿心功能评价可参考改良 Ross 心力衰竭分级计分法。

六、治疗

治疗原则为加强心肌收缩力,减轻心脏负荷状态,控制水电解质酸碱平衡紊乱,治疗急性肺水肿和严重心律失常等危急症状,防治各种并发症,以及消除病因。

(一)一般治疗

1.休息与镇静

平卧或半卧位,尽力避免患儿烦躁、哭闹,以减轻心脏负担,必要时可适当应用镇静剂,苯巴比妥、吗啡皮下或肌内注射常能取得满意效果,但需警惕呼吸抑制。

2.吸氧

气急、发绀者适当给予吸氧。

3.饮食

很少需要严格的极度低钠饮食,但水肿者一般饮食中钠盐应适当减少。每天入液量不超过基础需要量(婴幼儿 60～80 mL/kg,年长儿 40～60 mL/kg)。应给予容易消化及富有营养的食品。

4.防治感染及其他并发症

呼吸道感染既是心力衰竭的常见并发症,也是心功能不全加重的重要诱因,应注意预防和及时治疗。此外,心力衰竭时,患儿易发生酸中毒、低血糖等,一旦发生应给予及时纠正。

(二)强心苷类药物

1.常用洋地黄制剂及其选择

小儿时期常用的洋地黄制剂为地高辛,可口服和静脉注射,作用时间较快,排泄也较迅速,半衰期为 24～48 小时。急性心功能不全也可选用毛花苷 C,作用快,但排泄也快,故不宜作为长期维持用药。洋地黄的剂量和疗效的关系受到多种因素的影响,使用时应注意个体差异。

2.洋地黄化法

静脉给药时首次给洋地黄化总量的 1/2,余量分 2 次,每隔 4～6 小时给予,多数患儿可于 8～12 小时内达到洋地黄化。对于能口服的患儿可给予口服地高辛,首次给洋地黄化总量的 1/3 或 1/2,余量分 2 次,每隔 6～8 小时给予。

3.维持量

洋地黄化后 12 小时可开始给予维持量。维持量的疗程视病情而定,急性心力衰竭者往往不需用维持量或仅需短期应用;短期难以去除病因者如先心病、心内膜弹力纤维增生症或风湿性心瓣膜病等,则应长期给药。

4.注意事项

用药前应了解患儿近期洋地黄使用情况,以防药物过量。心肌炎患儿对洋地黄耐受性差,一般按常规剂量的 2/3 使用,且饱和时间不宜过快。早产儿和 2 周以内的新生儿因肝肾功能尚不完善,洋地黄化剂量应偏小,可按婴儿剂量减少 1/2～1/3,以免洋地黄中毒。钙剂对洋地黄有协同作用,低血钾可促使洋地黄中毒,故应予注意。临床上以测定地高辛血药浓度作为用药参考:婴儿地高辛血浓度约 (2.8 ± 1.9)ng/ mL,年长儿及成人约 (1.3 ± 0.6) ng/mL。婴儿地高辛血浓度＞4 ng/mL,年长儿及成人＞2 ng/mL,一般视为中毒浓度。但洋地黄中毒与药物血浓度并非绝对一致,应注意临床观察及心电图监护。

5.洋地黄毒性反应

(1)心律失常如房室传导阻滞、室性期前收缩和阵发性心动过速等。

(2)消化道症状如恶心、呕吐。

(3)神经系统症状如嗜睡、头昏、色视等。

6.洋地黄中毒的处理

洋地黄中毒时应立即停用洋地黄和利尿剂。小剂量钾盐能控制心律失常,但肾功能不全和合并房室传导阻滞时忌用静脉给钾。

(三)非强心苷类正性肌力药物

1.多巴胺

每分钟 $5\sim10$ μg/kg 静脉滴注可增强心肌收缩力。

2.多巴酚丁胺

每分钟 $5\sim10$ μg/kg 静脉滴注可增加心排量而降低体循环血管阻力,适用于心排量减少及左心室舒张期充盈压增高者。

(四)利尿剂

对急性心力衰竭可选用快速强效利尿剂。慢性心力衰竭一般联合使用噻嗪类与保钾利尿剂,并采用间歇疗法维持治疗,防止电解质紊乱。

(五)血管扩张剂

1.血管紧张素转换酶抑制剂

通过减少循环中血管紧张素 Ⅱ 的浓度而发挥效应,常用的有卡托普利和依那普利,一般为口服。

2.硝普钠

对急性心力衰竭伴周围血管阻力明显增加者效果显著。在治疗心脏手术后低心排血量综合征时联合多巴胺效果更佳。有低血压者禁用。

(六)磷酸二酯酶抑制剂

常用药物有氨力农和米力农,可用于对常规治疗无效的低心排患儿,有增强心肌收缩和舒张血管作用,可增加心排量和降低外周阻力、减少心脏后负荷,一般用于手术后急性心功能不全。

(七)β受体阻滞剂

常用药物为卡维地洛,美托洛尔,用于心力衰竭患儿的长期治疗,为扩张型心肌病心力衰竭综合治疗的重要药物。急性心力衰竭患儿不推荐使用。

(八)病因治疗

需及时治疗引起心功能不全的原发疾病。

(九)急性肺水肿的治疗

1.镇静

患儿往往有烦躁不安,应立即注射吗啡 $0.1\sim0.2$ mg/kg 或哌替啶 1 mg/kg,达到镇静效果,而且吗啡可以扩张周围血管,减少回心血量,减轻心脏前负荷。但吗啡可抑制呼吸,故伴呼吸衰竭者慎用。

2.体位

取坐位,双腿下垂,以减少回心血量,减轻心脏前负荷。

3.吸氧

大量泡沫痰者可在水封瓶中加入 50%～70%乙醇,每间隔 15～30 分钟吸通过酒精的氧气 10 分钟,以促使肺泡内泡沫痰破裂,改善气体交换。动脉血氧分压明显降低者应使用呼吸机。

4.洋地黄和利尿剂

静脉注射快速洋地黄制剂及速效利尿剂。

5.血管扩张剂

危急病例可给予血管扩张剂如硝普钠静脉注射。

6.解除支气管痉挛

急性心力衰竭、肺水肿可出现心源性哮喘,使用肾上腺皮质激素可解除支气管痉挛、减轻水肿而改善通气,可静脉滴注氢化可的松或地塞米松。此外,氨茶碱有解除小支气管痉挛、增强心肌收缩力、扩张冠状动脉和利尿的作用,也可选用。

第三章　呼吸系统疾病

第一节　急性上呼吸道感染

急性上呼吸道感染简称上感,俗称"感冒",是小儿最常见的疾病。它主要侵犯鼻、鼻咽和咽部,导致急性鼻咽炎、急性咽炎、急性扁桃体炎等,常统称上感。

一、病因

各种病毒、细菌及支原体均可引起,但以病毒多见,约占 90% 以上,主要有鼻病毒、冠状病毒、呼吸道合胞病毒、流感病毒、副流感病毒、腺病毒、柯萨奇病毒、埃可病毒、单纯疱疹病毒、EB 病毒等。病毒感染后上呼吸道黏膜失去抵抗力,细菌可乘虚而入,并发混合感染,最常见的是溶血性链球菌;其次为肺炎链球菌、流感嗜血杆菌等,肺炎支原体也可引起。

二、临床表现

本病症状轻重不一,与年龄、病原和机体抵抗力不同有关。

(一)普通感冒

婴幼儿局部症状不显著而全身症状重,多骤然起病,高热、咳嗽、食欲差,可伴呕吐、腹泻,甚至热性惊厥。年长儿症状较轻,常于受凉后 1~3 天出现鼻塞、喷嚏、流涕、干咳、咽痒、发热等;有些患儿在发病早期可有阵发性脐周疼痛,与发热所致阵发性肠痉挛或肠系膜淋巴结炎有关。

体检可见咽部充血,扁桃体肿大,颌下淋巴结肿大触痛等。肺部呼吸音正常。肠道病毒感染可有不同形态的皮疹。病程 3~5 天,若体温持续不退或病情加重,应考虑感染可能侵袭其他部位。

(二)流感

系流感病毒、副流感病毒所致,有明显流行病学史。全身症状重,如发热、头痛、咽痛、肌肉酸痛等。上呼吸道其他症状可不明显。

(三)两种特殊类型上感

1.疱疹性咽峡炎

主要由柯萨奇 A 组病毒所致,好发于夏秋季。起病急,表现高热、咽痛,流涎、厌食、呕吐等。咽部充血,咽腭弓、悬雍垂,软腭处有直径 2～4 mm 的疱疹,周围有红晕,破溃后形成小溃疡。病程 1 周左右。

2.咽-结合膜热

由腺病毒 3、7 型所致,常发生于春夏季,可在儿童集体机构中流行。以发热、咽炎、结膜炎为特征。多呈高热、咽痛、眼部刺痛、咽部充血、一侧或两侧滤泡性结膜炎,颈部、耳后淋巴结肿大,有时伴胃肠道症状。病程 1～2 周。

三、并发症

婴幼儿多见。可波及邻近器官或向下蔓延,引起中耳炎、鼻窦炎、咽后壁脓肿、颈淋巴结炎、喉炎、气管炎、支气管肺炎等。病原通过血液循环播散到全身,细菌感染并发败血症时,可导致化脓性病灶,如骨髓炎、脑膜炎等。年长儿若因链球菌感染可引起急性肾炎、风湿热等。

四、辅助检查

病毒感染者白细胞计数正常或偏低;鼻咽分泌物病毒分离、抗原及血清学检测可明确病原。细菌感染者血白细胞及中性粒细胞可增高,咽培养可有病原菌生长。链球菌引起者血中抗链球菌溶血素 O 滴度增高。

五、诊断和鉴别诊断

(一)急性传染病早期

上感常为各种传染病的前驱症状,如麻疹、流行性脑脊髓膜炎、百日咳、猩红热、脊髓灰质炎等,应结合流行病学史、临床表现及实验室资料综合分析,并观察病情演变加以鉴别。

(二)急性阑尾炎

上感伴腹痛者应与本病鉴别。急性阑尾炎腹痛常先于发热,以右下腹为主,呈持续性,有腹肌紧张和固定压痛点,血白细胞及中性粒细胞增高。

六、治疗

(1)普通感冒具有一定自限性,症状较轻无须药物治疗,症状明显影响日常生活则需服药,以对症治疗为主,并注意休息、适当补充水、避免继发细菌感染等。

(2)病因治疗:尚无专门针对普通感冒的特异性抗病毒药物,普通感冒者无须全身使用抗病毒药物,病程早期应用利巴韦林气雾剂喷鼻咽部可能有一定益处。流行性感冒可在病初应用磷酸奥司他韦口服,疗程5天。若病情重、有继发细菌感染,或有并发症可加用抗菌药物,常用青霉素类、头孢菌素类、大环内酯类,疗程3~5天。如证实为溶血性链球菌感染,或既往有风湿热、肾炎病史者,青霉素应用10~14天。病毒性结膜炎可用0.1%阿昔洛韦滴眼,1~2小时1次。

(3)对症治疗:高热可服解热镇痛剂,也可用冷敷、温湿敷或醇浴降温。热性惊厥可予镇静、止惊等处理。咽痛可含服咽喉片。

七、预防

加强体格锻炼、增强抵抗力;提倡母乳喂养,防治佝偻病及营养不良;避免去人多拥挤的公共场所。丙种球蛋白效果不肯定。

第二节 急性感染性喉炎

儿童声门上、下、声门及气管感染较常见,统称哮吼综合征。急性感染性喉炎为喉部黏膜急性弥漫性炎症。以犬吠样咳嗽、声嘶、喉鸣、吸气性呼吸困难为临床特征。可发生于任何季节,冬春为多。常见于婴幼儿,新生儿极少发病。

一、病因及发病机制

系病毒或细菌感染引起。常见病毒为副流感病毒1型,其他有副流感病毒2及3型、流感病毒A及B型、腺病毒、呼吸道合胞病毒。也可并发于麻疹、百日咳、流感和白喉等急性传染病。

小儿喉腔狭窄,软骨柔软,对气道的支撑能力差,容易使气道在吸气时塌陷。上气道梗阻患儿可产生很大的胸腔内负压。强大的胸腔负压可致胸壁凹陷。腹腔与胸腔主动脉压力差的增加可致奇脉。强大的胸腔负压也使梗阻以下气管内负压增大,明显低于大气压,从而使梗阻下段的胸腔外气道动力性塌陷,进一步加重气道梗阻造成恶性循环。通过上气道的气流呈涡流状,可在通过声带结构时发生颤动引起喉鸣。

起初喉鸣为低调、粗糙、吸气性,随梗阻加重变为柔和、高调、并扩展至呼气相。严重梗阻时可闻呼气喘鸣,最终可发生气流突然终止。

二、临床表现

起病急、症状重。可有发热、犬吠样咳嗽、声嘶、吸气性喉鸣和三凹征,哭闹及烦躁常使喉鸣及气道梗阻加重。症状高峰多在起病后 3～4 天,约 1 周缓解。一般白天症状轻,夜间症状加重。严重梗阻可出现发绀、烦躁不安、面色苍白、心率加快、胸骨上及锁骨上凹陷及奇脉。喉梗阻若不及时抢救,可因吸气困难而窒息死亡。咽部充血,间接喉镜检查可见声带有轻度至明显的充血、水肿。

三、诊断和鉴别诊断

根据急性发病、犬吠样咳嗽、声嘶、喉鸣、吸气性呼吸困难等临床表现不难诊断,但应与白喉、喉痉挛、急性喉气管支气管炎、支气管异物、支气管内膜结核及肺炎鉴别。

四、治疗

(一)治疗

保持呼吸道通畅、防止缺氧加重、吸氧。

(二)控制感染

由于起病急、病情进展快、若难以判断系病毒抑或细菌感染,应及早静脉输入足量广谱抗生素,常用青霉素类、大环内酯类、头孢菌素类等。

(三)肾上腺皮质激素

有抗炎、抗过敏和免疫抑制等作用,能及时减轻喉头水肿,缓解喉梗阻,应与抗生素合用。常用泼尼松 $1～2$ mg/(kg·d),分次口服;重症可用地塞米松或甲泼尼龙静脉注射,地塞米松每次 $0.2～0.3$ mg/kg,甲泼尼龙每次 $1～2$ mg/kg,共 $2～3$ 天,至症状缓解。雾化吸入肾上腺糖皮质激素如布地奈德悬液具有明显效果,初始剂量多为 2 mg 单次吸入;或多剂吸入每次 1 mg,2～3 次/天,疗程 3～5 天。

(四)对症治疗

烦躁不安者宜用镇静剂,异丙嗪有镇静和减轻喉头水肿的作用。氯丙嗪则使喉肌松弛,加重呼吸困难,不宜使用。

(五)气管切开术

经上述处理若仍有严重缺氧或 3 度及以上喉梗阻,应及时做气管切开术。

第三节　急性支气管炎

急性支气管炎指支气管黏膜发生炎症,多继发于上呼吸道感染之后,气管常同时受累,故更宜称为急性气管支气管炎。急性支气管炎是儿童常见的呼吸道疾病,婴幼儿多见,且症状较重。

一、病因

病原为各种病毒、细菌,支原体或混合感染,能引起上呼吸道感染的病原体都可引起支气管炎,而以病毒为主要病因。常见病毒有呼吸道合胞病毒、流感病毒(A、B)、副流感病毒(1、2、3 型)、腺病毒、鼻病毒等。

二、临床表现

多先有上感症状,3～4 天后出现咳嗽,初为干咳,以后有痰,小婴儿常将痰吞咽。婴幼儿症状较重,常有发热及伴随咳嗽后的呕吐、腹泻,呕吐物中常有黏液。一般全身症状不明显。体检双肺呼吸音粗糙,可有不固定的、散在干湿啰音,一般无气促、发绀。若症状持续不缓解,应怀疑有继发感染,如肺炎、肺不张或可能存在尚未发现的其他慢性疾病。

三、辅助检查

胸片显示正常,或肺纹理增粗,肺门阴影增深。

四、诊断

本病可完全靠临床诊断,一般不需要实验室检验。除非为鉴别是否合并肺炎或肺不张,一般不需要进行 X 线检查。

五、治疗

(一)一般治疗

同上感,宜经常变换体位,多饮水,适当的气道湿化,以使呼吸道分泌物易于咳出。

(二)控制感染

由于病原体多为病毒,一般不用抗生素;婴幼儿有发热、黄痰、白细胞增多时,须考虑细菌感染可适当选用抗生素。

(三)对症治疗

一般不用镇咳或镇静剂,以免抑制咳嗽反射,影响黏痰咳出。刺激性咳嗽可用复方甘草合剂等,痰稠时可用氨溴索。喘憋严重可使用支气管舒张剂,如沙丁胺醇雾化吸入或糖皮质激素如布地奈德雾化吸入,喘息严重时可加用泼尼松口服,1 mg/(kg · d),1～3 天。

第四节 毛细支气管炎

急性毛细支气管炎是 2 岁以下婴幼儿特有的呼吸道感染性疾病,多见于 1～6 个月的小婴儿,80% 以上病例在 1 岁以内。

一、病因及流行病学

主要为病毒感染,1/2 以上系呼吸道合胞病毒,其他病毒包括副流感病毒(3 型较常见)、腺病毒、流感病毒、肠道病毒、人类偏肺病毒等,少数患儿可由肺炎支原体引起。

我国北方多见于冬季和初春,广东、广西则以春夏或夏秋为多。发病率男女相似,但男婴重症较多。新生儿、早产儿症状不典型。高危人群为年龄<6 周,早产婴儿、慢性肺疾病的早产儿、先天性心脏病患儿、神经系统疾病或免疫缺陷等。

二、病理变化及发病机制

病变主要侵及直径 75～300 μm 的毛细支气管,早期即出现纤毛上皮坏死,黏膜下水肿,管壁淋巴细胞浸润,但胶原及弹性组织无破坏。细胞碎片及纤维素全部或部分阻塞毛细支气管,并有支气管平滑肌痉挛,使管腔明显狭窄。广泛肺气肿及斑点状肺不张见于毛细支气管邻近的肺泡。以上病理变化导致低氧血症、高碳酸血症、呼吸性酸、碱中毒、代谢性酸中毒。呼吸越快,低氧血症越明显。当呼吸>60次/分,即可能出现CO_2潴留,并随呼吸频率增快而增加。恢复期毛细支气管上皮细胞再生需3～4天,纤毛要15天后才出现。毛细支气管内的阻塞物则由巨噬细胞清除。

三、临床表现

常在上感后2～3天出现持续性干咳和发作性喘憋。咳嗽与喘憋同时发生为本病特点。症状轻重不等,重者呼吸困难发展甚快,咳嗽略似百日咳但无回声。体温高低不一,少见高热,与病情并无平行关系。因肺气肿及胸腔膨胀压迫腹部,常影响吮奶及进食。

体格检查的突出特点为呼吸浅快,60～80次/分,甚至100次以上,脉快而细,常达160～200次/分,有明显鼻翼翕动、三凹征。重症患儿面色苍白或发绀。胸部叩诊呈鼓音,常伴呼气相呼吸音延长,呼气性喘鸣。当毛细支气管接近完全梗阻时,呼吸音明显减低或听不见。在喘憋发作时往往听不到湿啰音,当喘憋稍缓解,可有弥漫性细湿啰音或中湿啰音。发作时肋间隙增宽、肋骨横位,横膈及肝、脾因肺气肿可推向下方。由于存在肺气肿,即使无心力衰竭肝脏也常在肋下数厘米。因不显性失水增加和液体摄入不足,部分患儿有较严重的脱水,小婴儿还可能有代谢性酸中毒。重者可发展成心力衰竭及呼吸衰竭。

本病最危险的时期是咳嗽及呼吸困难发生后的48～72小时。病死率为1%,主要死于长时间呼吸暂停、严重失代偿性呼吸性酸中毒、严重脱水等。病程一般为5～15天,平均10天。细菌性并发症不常见。

四、辅助检查

(一)X线检查

可见全肺有不同程度的梗阻性肺气肿,肺纹理增粗,可显现周围炎征象。1/3患儿有散在小实变(肺不张或肺泡炎症),但无大片实变。

(二)实验室检查

白细胞总数及分类多在正常范围。病情较重的小婴儿血气分析多有代谢性酸中毒,约1/10病例可有呼吸性酸中毒。用免疫荧光技术、酶标抗体染色法或酶联免疫吸附试验等方法可进行病毒快速诊断。

五、诊断及鉴别诊断

患儿年龄偏小,病初即呈明显的发作性喘憋,体检及X线检查,在初期即有明显肺气肿,与其他急性肺炎较易区别。鉴别诊断如下。

(一)支气管哮喘

婴儿的第一次感染性喘息发作,多为毛细支气管炎,若反复多次发作,亲属有哮喘等变应性疾病史,则有支气管哮喘可能。

(二)其他疾病

如百日咳、血行播散性肺结核、充血性心力衰竭、心内膜弹力纤维增生症、吸入异物,也可发生喘憋,需予以鉴别。

六、治疗

轻症常常在家治疗。注意观察,补充足够液体即可。有中重度呼吸困难的患儿要住院治疗。

(一)一般治疗与护理

保持室内空气清新,室温以 18~20 ℃为宜,相对湿度 60%。保持呼吸道通畅,及时清除上呼吸道分泌物,变换体位,以利痰液排出。加强营养,饮食富含蛋白质和维生素、少量多餐,重症不能进食者,可给予静脉营养。条件许可不同病原体患儿宜分室居住,以免交叉感染。

(二)监测及支持治疗

对患儿进行监测,及时发现低氧血症、呼吸暂停、呼吸衰竭;注意温度调节及足够的液体入量。增加空气内的湿度极为重要,室内应用加湿器。

1.雾化吸入治疗

雾化吸入激素可以消除气道非特异性炎症、改善通气。急性期使用布地奈德混悬液 1 mg/次,每 6~8 小时 1 次,可以联合使用支气管舒张剂(如沙丁胺醇或特布他林和异丙托溴铵溶液),重症病例在第 1 小时可以 20 分钟给药 1 次,以后按需可 4、6、8 小时再重复。超声雾化只在有呼吸道痰堵时应用,吸雾后要拍背吸痰。

2.吸氧

除轻症外均应吸氧,30%~40%的湿化氧可纠正大多数低氧血症。定期测定血氧饱和度并调整吸入氧浓度使血氧饱和度保持在 94%~96%。

3.补液

争取多次口服液体以补充因快速呼吸失去的水分,必要时静脉滴注补液。但静脉滴注需注意限制液体入量,并控制输液速度。

4.全身糖皮质激素应用

喘憋严重病例可以使用甲泼尼龙或泼尼松龙 $1\sim2$ mg/(kg·d), $1\sim3$ 天。

5.持续气道正压通气治疗或机械通气等呼吸支持

进行性加重的呼吸困难(三凹征、鼻翼翕动及呻吟)、呼吸急促,吸氧下不能维持正常的血氧饱和度;呼吸暂停,需应用持续气道正压通气治疗或机械通气等呼吸支持。

6.镇静

适当镇静可减少氧消耗,但应注意镇静后影响痰液排出,加重呼吸困难。

(三)发现并治疗可能出现的并发症

如代谢性、呼吸性酸中毒,心力衰竭及呼吸衰竭等。

(四)特异性抗病毒

利巴韦林为广谱的抗病毒药物,但并不常规全身性应用于呼吸道合胞病毒毛细支气管炎。偶用于严重的呼吸道合胞病毒感染及有高危因素的呼吸道合胞病毒感染患儿,应限于疾病早期。可用利巴韦林雾化吸入治疗。干扰素雾化治疗呼吸道合胞病毒感染也在研究中。

(五)抗生素

不常规使用抗生素。在合并细菌感染时或胸片提示有大片状阴影时,可以考虑应用。

(六)呼吸道合胞病毒特异治疗及预防

呼吸道合胞病毒免疫球蛋白(呼吸道合胞病毒-IGIV)含高浓度特异性抗呼吸道合胞病毒中和抗体,对呼吸道合胞病毒的 A、B 两个亚型均有作用。国外用于呼吸道合胞病毒流行季节高危患儿的预防,每月注射 1 次,可明显降低呼吸道合胞病毒感染率、早产儿及支气管肺发育不良儿的住院率。

七、预后

近期预后多数良好,在住院的毛细支气管炎患儿中,病死率约为 1%,原有心肺疾病和其他先天畸形的婴儿以及新生儿、未成熟儿的死亡危险性高。婴儿患毛细支气管炎者易于病后半年内反复咳喘,有报道随访 $2\sim7$ 年有 $1/4\sim1/2$ 发生哮喘。危险因素包括过敏体质、哮喘家族史、抗呼吸道合胞病毒-IgE、先天性气道发育异常等。部分患儿肺功能异常持续数月至数年。

第五节　肺　炎

一、支气管肺炎

支气管肺炎是小儿时期最常见的肺炎,全年均可发病,以冬、春寒冷季节较多。营养不良、先天性心脏病、低出生体重儿、免疫缺陷者更易发生。

(一)病因

肺炎的病原微生物大多为细菌和病毒。国内肺炎链球菌、金黄色葡萄球菌和流感嗜血杆菌是重症细菌性肺炎的重要病因。前3种病毒依次为呼吸道合胞病毒、人鼻病毒和副流感病毒。病原体常由呼吸道侵入,少数经血行入肺。

(二)病理

肺炎的病理变化以肺组织充血、水肿、炎性浸润为主。肺泡内充满渗出物,经肺泡壁通道向周围肺组织蔓延,形成点片状炎症病灶。若病变融合成片,可累及多个肺小叶或更广泛。当小支气管,毛细支气管发生炎症时,可致管腔部分或完全阻塞、引起肺不张或肺气肿。不同病原体引起的肺炎病理改变也有不同:细菌性肺炎以肺实质受累为主;而病毒性肺炎则以间质受累为主,也可累及肺泡。临床上支气管肺炎与间质性肺炎常同时并存。

(三)病理生理

当炎症蔓延到支气管、细支气管和肺泡时,支气管因黏膜炎症水肿变窄;肺泡壁因充血水肿而增厚;肺泡腔内充满炎性渗出物,导致通气与换气功能障碍。通气不足引起PaO_2降低(低氧血症)及$PaCO_2$增高(高碳酸血症);换气功能障碍则主要引起低氧血症,PaO_2和SaO_2降低,严重时出现发绀。为代偿缺氧,患儿呼吸和心率加快,以增加每分通气量。为增加呼吸深度,呼吸辅助肌也参与活动,出现鼻翼翕动和三凹征,进而发展为呼吸衰竭。缺氧、CO_2潴留和病毒血症和/或菌血症等可导致机体代谢及器官功能障碍。

1.循环系统

常见心肌炎、心力衰竭及微循环障碍。病原体和毒素侵袭心肌,引起心肌炎;缺氧使肺小动脉反射性收缩,肺循环压力增高,形成肺动脉高压,增加右心负担。肺动脉高压和中毒性心肌炎是诱发心力衰竭的主要原因。重症患儿常出现微循环障碍、休克甚至弥散性血管内凝血。

2.中枢神经系统

缺氧和CO_2潴留使$PaCO_2$和H^+浓度增加、血与脑脊液pH降低;同时无氧酵解增加致使乳酸堆积。高碳酸血症使脑血管扩张、血流减慢、脑血管淤血、毛细血管通透性增加;严重缺氧和脑供氧不足使三磷酸腺苷(ATP)生成减少影响Na^+-K、泵运转,引起脑细胞内水钠潴留,可形成脑水肿,导致颅压增高。病原体毒素作用也可引起脑水肿。

3.消化系统

低氧血症和毒血症使胃肠黏膜受损,可发生黏膜糜烂、出血等应激反应,导致黏膜屏障功能破坏。胃肠功能紊乱,出现厌食、呕吐及腹泻,严重者可致中毒性肠麻痹和消化道出血。

4.重症肺炎常有混合性酸中毒

严重缺氧时体内无氧酵解增加,酸性代谢产物增多,加以高热、饥饿、吐泻等原因,常引起代谢性酸中毒;CO_2潴留、$H_2CO_3^-$增加又可导致呼吸性酸中毒。缺氧和CO_2潴留将使肾小动脉痉挛;重症肺炎缺氧常有ADH分泌增加均可致水钠潴留。此外缺氧使细胞膜通透性改变、钠泵功能失调,Na^+进入细胞内,可造成稀释性低钠血症。若消化功能紊乱、吐泻严重,则钠摄入不足、排钠增多,可致脱水和缺钠性低钠血症。因酸中毒、H^+进入细胞内和K^+向细胞外转移,血钾通常增高(或正常)。但若伴吐泻及营养不良则血钾常偏低。血氯由于代偿呼吸性酸中毒,可能偏低。

综上所述,重症肺炎可出现呼吸功能衰竭,心力衰竭,中毒性脑病,中毒性肠麻痹,水、电解质、酸碱平衡紊乱等。

(四)临床表现

1.一般症状

起病急骤或迟缓。发病前常有上呼吸道感染数天。体温可达$38\sim40\ ℃$,大多数为弛张型或不规则发热。小婴儿多起病缓慢,发热不高,咳嗽和肺部体征均不明显。其他表现可有拒食、呕吐、呛奶。

2.呼吸系统症状及体征

主要症状为发热、咳嗽、气促。

(1)热型不定,多为不规则发热,也可为弛张热、稽留热,新生儿、重度营养不良患儿可不发热或体温不升。

(2)咳嗽及咽部痰声,一般早期就很明显。新生儿、早产儿则表现为口吐白沫。

(3)气促多发生于发热、咳嗽之后,呼吸加快,可达 40~80 次/分,并有鼻翼翕动,重者呈点头状呼吸、三凹征明显、唇周发绀。肺部体征早期不明显或仅呼吸音粗糙,以后可闻固定的中、细湿啰音,叩诊多正常。若病灶融合扩大累及部分或整个肺叶,则出现相应的肺实变体征,如语颤增强、叩诊浊音,听诊呼吸音减弱或出现支气管呼吸音。

3.其他系统的症状及体征

多见于重症患儿。

(1)循环系统:轻度缺氧可致心率增快,重症肺炎可合并心肌炎和心力衰竭。重症革兰阴性杆菌肺炎还可发生微循环障碍。

(2)神经系统:轻度缺氧表现烦躁、嗜睡;脑水肿时出现意识障碍,惊厥,呼吸不规则,前囟隆起,有时有脑膜刺激征,瞳孔对光反应迟钝或消失。

(3)消化系统:轻症常有食欲减退、吐泻、腹胀等;重症可引起中毒性肠麻痹,肠鸣音消失,腹胀严重时加重呼吸困难。消化道出血可呕吐咖啡样物,大便隐血阳性或排柏油样便。

(五)辅助检查

1.外周血检查

(1)白细胞检查:细菌性肺炎白细胞总数和中性粒细胞多增高,甚至可见核左移,胞质中可有中毒颗粒。病毒性肺炎白细胞总数正常或降低,有时可见异型淋巴细胞。

(2)C 反应蛋白:细菌感染时,血清 C 反应蛋白浓度上升,一般情况下随感染的加重而升高。

2.病原学检查

(1)细菌培养:采集血、痰、气管吸出物、支气管肺泡灌洗液、胸腔穿刺液、肺穿刺液、肺活检组织等进行细菌培养,可明确病原菌。但常规培养需时较长,且在应用抗生素后阳性率也较低。

(2)病毒分离和鉴定:应于发病 7 天内取鼻咽或气管分泌物标本作病毒分离,阳性率高,但需时也长,不能用作早期诊断。

(3)其他病原体的分离培养:肺炎支原体、沙眼衣原体、真菌等均可通过特殊分离培养方法进行检查。

(4)病原特异性抗原检测:检测到某种病原体的特异抗原即可作为相应病原

体感染的证据,对诊断价值很大。

(5)病原特异性抗体检测:急性期与恢复期双份血清特异性 IgG 有 4 倍升高,对诊断有重要意义。急性期特异性 IgM 测定有早期诊断价值。

(6)聚合酶链反应或特异性基因探针检测病原体 DNA:此法特异、敏感,但试剂和仪器昂贵。

(7)其他:冷凝集试验可用于肺炎支原体感染的过筛试验。

3.X 线检查

早期肺纹理增粗,以后出现小斑片状阴影,以双肺下野、中内带及心膈区居多,并可伴肺不张或肺气肿。斑片状阴影也可融合成大片,甚至波及节段。若并发脓胸,早期示患侧肋膈角变钝,积液较多时,患侧呈一片致密阴影,肋间隙增大,纵隔、心脏向健侧移位。并发脓气胸时,患侧胸膜腔可见气液平面。肺大疱时则见完整薄壁、多无气液平面。支原体肺炎肺门阴影增重较突出。

(六)并发症

支气管肺炎最多见的并发症为不同程度的肺气肿或肺不张。细菌性肺炎应注意脓胸、脓气胸、肺脓肿、心包炎及败血症等。有些肺炎还可并发中毒性脑病、弥散性血管内凝血、胃肠出血或黄疸、噬血细胞综合征、呼吸衰竭、心力衰竭、水电解质紊乱和酸碱失衡等。

(七)诊断

典型支气管肺炎一般有发热、咳嗽、气促或呼吸困难,肺部有较固定的中细湿啰音,据此可进行临床诊断。必要时可做胸 X 线片检查。诊断后,须判断病情轻重,有无并发症,并做病原学检查,以指导治疗。

(八)鉴别诊断

1.急性支气管炎

以咳嗽为主,一般无发热或仅有低热,肺部呼吸音粗糙或有不固定的干湿啰音。婴幼儿全身症状较重,且因气道相对狭窄,易致呼吸困难,重症支气管炎有时与肺炎不易区分,应按肺炎处理。

2.肺结核

婴幼儿活动性肺结核的症状及 X 线影像改变与支气管肺炎颇相似,但肺部啰音常不明显。应根据结核接触史、结核菌素试验、X 线胸片、随访观察等加以鉴别。

3.支气管异物

吸入异物可致支气管部分或完全阻塞而致肺气肿或肺不张,且易继发感染引起肺部炎症。但多有异物吸入,突然出现呛咳病史,胸部X线检查,特别是透视可助鉴别,必要时行支气管镜检查。

(九)治疗

应采取综合措施,积极控制炎症,改善肺的通气功能,防止并发症。

1.一般治疗

保持室内空气清新,室温以18～20 ℃为宜,相对湿度60%。保持呼吸道通畅,及时清除上呼吸道分泌物,变换体位,以利痰液排出。加强营养,饮食富含蛋白质和维生素、少量多餐,重症不能进食者,可给予静脉营养。条件许可不同病原体患儿宜分室居住,以免交叉感染。

2.病原治疗

按不同病原体选择药物。

(1)抗生素治疗:怀疑细菌性肺炎或非典型肺炎患儿应用抗生素治疗。住院患儿一般先用青霉素类或头孢菌素,不见效时,可改用其他抗生素。怀疑非典型病原感染的患儿,应给予大环内酯类抗生素。对原因不明的病例,可先联合应用两种抗生素,一般选用β内酰胺类联合大环内酯类。在明确病原后,则给予针对性治疗。疗程应持续至体温正常后5～7天,临床症状基本消失后3天。支原体肺炎至少用药2～3周,以免复发。葡萄球菌肺炎比较顽固,易复发及产生并发症,疗程宜长,体温正常后继续用药2周,总疗程4～6周。重症肺炎应住院治疗。如病原菌明确,可根据病原及药敏试验选择合适的抗生素。

(2)抗病毒治疗:目前尚无理想的抗病毒药物,临床常用的药物如下。①利巴韦林:10 mg/(kg·d),静脉滴注或超声雾化吸入,可用于治疗流感、副流感病毒、腺病毒以及呼吸道合胞病毒。②干扰素:人α干扰素治疗病毒性肺炎有效,疗程3～5天。③更昔洛韦目前是治疗常规机械通气感染的首选药物。④奥司他韦是神经氨酸酶抑制剂,可用于甲型和乙型流感病毒的治疗。

3.对症治疗

(1)氧疗:凡有呼吸困难、喘憋、口唇发绀、面色苍灰应立即给氧。鼻前庭给氧流量为0.5～1 L/min,氧浓度不超过40%。氧气应湿化,以免损伤气道上皮细胞的纤毛。缺氧明显可用面罩或头罩给氧,氧流量2～4 L/min,氧浓度50%～60%,若出现呼吸衰竭,则应使用人工呼吸机。

(2)保持呼吸道通畅:应清除鼻内分泌物,有痰时用祛痰剂(如氨溴索口服液),痰多时可吸痰。0.5％麻黄素滴鼻可减轻鼻黏膜肿胀。

(3)止咳平喘治疗:咳喘重时可雾化吸入布地奈德或丙酸氟替卡松,联合β₂受体激动剂和抗胆碱药。肾上腺皮质激素短期治疗对喘憋症状明显者有效,可静脉滴注氢化可的松每次 5 mg/kg,每 6～8 小时 1 次,连用 2～4 次;或甲泼尼龙每次 1～2 mg/kg。

(4)治疗心力衰竭:除镇静、给氧外,要增强心肌收缩力;减慢心率,增加每搏输出量;减轻体内水钠潴留,以减轻心脏负荷。

(5)腹胀的治疗:伴低钾血症者及时补钾。如系中毒性肠麻痹,应禁食、胃肠减压,皮下注射新斯的明,也可联用酚妥拉明及间羟胺。

(6)感染性休克、脑水肿、呼吸衰竭的治疗。

(7)纠正水、电解质与酸碱平衡。

4.激素治疗

一般肺炎不需用肾上腺皮质激素。严重的细菌性肺炎,用有效抗生素控制感染的同时,在下列情况下可加用激素:①中毒症状严重,如出现休克、中毒性脑病、超高热(体温在 40 ℃以上持续不退)等。②支气管痉挛明显。③早期胸腔积液,为了防止胸膜粘连也可局部应用。以短期治疗以 3～5 天为宜。

5.并存症和并发症的治疗

对并存佝偻病、营养不良者,应给予相应治疗。并发脓胸、脓气胸应及时抽脓、排气。必要时胸腔闭式引流。

6.其他胸部理疗

有促进炎症消散的作用;胸腺素为细胞免疫调节剂,并能增强抗生素作用;维生素 C、维生素 E 等氧自由基清除剂能清除氧自由基,有利于疾病康复。

二、不同病原体所致肺炎的特点

(一)腺病毒肺炎

腺病毒肺炎为腺病毒所致,3、7 两型是主要病原体,11、21 型次之。主要病理改变为支气管和肺泡间质炎,严重者病灶互相融合,气管、支气管上皮广泛坏死,引起支气管管腔闭塞,加上肺实质的严重炎性病变,致使病情严重、病程迁延,易引起肺功能损害和其他系统功能障碍。本病多见于 6 个月至 2 岁,起病急,表现稽留高热,萎靡嗜睡,面色苍白,咳嗽较剧烈,频咳或阵咳,可出现喘憋、呼吸困难、发绀等。肺部体征出现较晚,发热 4～5 天后始闻湿啰音,病变融合后有肺实变体征。少数患儿并发渗出性胸膜炎。X 线特点为四多三少两一致:即肺纹理多、肺气肿多、大病灶多、融合病灶多;圆形病灶少、肺大疱少、胸腔积液少;X 线与临床表现一致。病灶吸收缓慢,需数周至数月。腺病毒肺炎远期合并症有闭塞性细支气管炎、支气管扩张及其他慢性阻塞性肺疾病。目前病毒检测方法包括免疫荧光技术(间接法较直接法更为适用)、酶联免疫吸附试验、咽拭子腺病毒聚合酶链反应检测。一般治疗参阅支气管肺炎治疗节。对于重症病毒感染,可考虑应用人血丙种球蛋白,400 mg/(kg·d),连用 3～5 天。

(二)葡萄球菌肺炎

葡萄球菌肺炎致病菌包括金黄色葡萄球菌和白色葡萄球菌。冬、春季发病较多,新生儿及婴幼儿常见细菌由呼吸道入侵或经血行播散入肺。主要病理是化脓性渗出或脓肿形成,病变进展迅速,很快出现多发性脓肿,胸膜下小脓肿破裂,则形成脓胸或脓气胸,有时可侵蚀支气管形成支气管胸膜瘘。炎症易扩散至其他部位(如心包、脑、肝、皮下组织等处),引起迁徙化脓病变。多起病急,病情重,进展快。常呈弛张高热,婴儿可呈稽留热。中毒症状明显,面色苍白,咳嗽、呻吟、呼吸困难。可有消化道症状,如呕吐、腹泻、腹胀(由于中毒性肠麻痹)及嗜睡或烦躁不安或惊厥等感染中毒症状,甚至呈休克状态。肺部体征出现较早,双肺可闻中、细湿啰音。皮肤常见猩红热样或荨麻疹样皮疹。并发脓胸、脓气胸时呼吸困难加剧,叩诊浊音、语颤及呼吸音减弱或消失。X 线检查特点为:①临床症状与胸片所见不一致。初起时,症状已很严重,但 X 线征象却很少,仅表现肺纹理重,一侧或双侧小片浸润影;当临床症状已明显好转时,胸片却可见明显病变如肺脓肿和肺大疱等。②病变发展迅速,甚至数小时内,小片炎变就可发展成脓肿。③病程中易发生小脓肿、脓气胸、肺大疱。甚至并发纵隔积气、皮下气肿及支气管胸膜瘘。④胸片病灶阴影持续时间一般较长,2 月左右阴影仍不能完全消失。实验室检查白细胞一般＞(15～30)×10⁹/L,中性粒细胞增高,可见中毒颗粒。半数幼婴白细胞可＜5×10⁹/L,但中性粒细胞百分比仍较高,多显示预后严重。对气管咯出或吸出物及胸腔穿刺抽出液进行细菌培养多可获阳性结果,有诊断意义。一般在体温正常后 7 天,大部分肺部体征消失时可停用抗生素,疗程至少 3～4 周。

葡萄球菌肺炎并发症如下。①脓胸:常累及一侧胸膜。患儿呼吸困难加重、患侧呼吸运动受限,语颤减弱,叩诊浊音,听诊呼吸音减弱或消失。当积液较多时,纵隔、气管移向对侧。②脓气胸:肺脏边缘脓肿破裂与肺泡或小支气管相通即造成脓气胸。患儿病情突然加重,咳嗽剧烈、烦躁不安、呼吸困难、面色青紫。胸部叩诊在积液上方为鼓音,下方为浊音,呼吸音明显减弱或消失。若支气管胸膜瘘的裂口处形成活瓣,空气只进不出,即形成张力性气胸。发展成脓胸或脓气胸时,如脓液量少可采用反复胸腔穿刺抽脓治疗;但多数患儿脓液增长快、黏稠而不易抽出,宜施行闭式引流术排放。③肺大疱:细支气管管腔因炎性肿胀狭窄,渗出物黏稠,形成活瓣阻塞,空气能吸入而不易呼出,导致肺泡扩大、破裂而形成肺大疱。其大小取决于肺泡内压力和破裂肺泡的多少。体积小者,可无症状;体积大者引起急性呼吸困难。此外还可引起肺脓肿、化脓性心包炎、败血症等。

(三)肺炎支原体肺炎

肺炎支原体肺炎的致病菌为肺炎支原体,它是非细胞内生长的最小微生物,含 DNA 和 RNA,无细胞壁。本病占小儿肺炎的 20% 左右,在密集人群可达50%。常年皆可发生,流行周期为 4～6 年。主要经呼吸道传染,肺炎支原体尖端吸附于纤毛上皮细胞受体上,分泌毒性物质,损害上皮细胞,使黏膜清除功能异常,且持续时久,导致慢性咳嗽。由于肺炎支原体与人体某些组织存在部分共同抗原,故感染后可形成相应组织的自身抗体,导致多系统免疫损害。

肺炎支原体感染见于各个年龄组小儿,尤其是学龄前期和学龄期儿童肺炎支原体肺炎发生率较高,且其发病年龄有低龄化趋势。症状轻重不一。大多起病不甚急,有发热、热型不定,大多数在 39 ℃左右,热程 1～3 周。刺激性咳嗽为突出表现,初期干咳,继而分泌痰液(偶含少量血丝),有的稍似百日咳。年长儿可诉咽痛、胸闷、胸痛等症状。肺部体征常不明显。婴幼儿则起病急,病程长、病情重,以呼吸困难、喘憋和双肺哮鸣音较突出,可闻湿啰音。部分患儿有多系统受累,如心肌炎、心包炎、溶血性贫血、血小板减少、脑膜炎、格林巴利综合征、肝炎、胰腺炎、脾大、消化道出血、各种皮疹、肾炎、血尿、蛋白尿等。可直接以肺外表现起病,也可伴有呼吸道感染症状。

胸 X 线片改变分为 4 种:①以肺门阴影增重为主;②支气管肺炎;③间质性肺炎;④均一的肺实变。临床常表现两个不一致,咳嗽重而肺部体征轻微;体征轻微但胸片阴影显著。检测血清中支原体 IgM 抗体有诊断意义。

支原体首选大环内酯类抗生素,常用药物为阿奇霉素及红霉素。8 岁以上儿童可选用盐酸米诺环素或多西环素口服。重症患儿加用肾上腺皮质激素。存在大叶实变、肺含气不良或肺不张者可电子支气管镜灌洗治疗。针对不同并发症给予不同对症处理。

第六节 化脓性胸膜炎

化脓性胸膜炎是胸膜腔积脓,故又称为脓胸,在婴幼儿最多见。一般胸腔穿刺液在试管内静置沉积 24 小时后,1/10～1/2 应为固体成分。

一、病因

主要是由于肺内感染灶中的病原菌直接侵袭胸膜或淋巴组织而引起。由肺炎发展而来的占大多数。另外,如纵隔炎、肺脓肿、膈下脓肿、胸壁感染,以及胸部创伤、胸部手术等操作直接污染也有可能。脓胸最常见的病原体是肺炎链球菌和葡萄球菌,其次是革兰阴性菌。

二、病理变化过程

起病初,胸膜脏层及壁层发炎,大量浆液渗出,压迫使肺萎陷。如感染能早期控制,则脓液吸收,渗出停止,炎症消退愈合,肺再张开。如不能早期吸收,1 个月或数月后,可见胸膜增厚渗出物机化或纤维化,脓腔闭合,以后瘢痕化而收缩,以致发生胸廓畸形。

三、临床表现

脓胸大多在肺炎的早期发生,其最初症状就是肺炎的症状。有发热、咳嗽、咳脓性痰、气促、心动过速,年长儿可诉胸痛。阳性体征为:①患侧肋间隙饱满,呼吸运动减弱。②气管、纵隔及心脏向对侧移位。③语言震颤减弱或消失。④叩诊可呈实音(积液较多时)或浊音(积液较少时)。⑤听诊呼吸音减弱或消失。⑥积液如在右侧,可使肝脏向下方移位。慢性期脓胸可见患侧胸廓运动受限。脓胸患儿中毒症状严重的,较早就出现营养不良和贫血、精神不佳、对环境淡漠。

四、并发症

常见的并发症有支气管胸膜瘘、张力性气胸,涉及纵隔胸膜时还可见食管胸膜瘘、心包炎及腹膜炎、肋骨骨炎。

五、影像学检查

X 线检查可见密度均匀的阴影,在正位片上其上界呈弧形曲线,自积液区达胸壁上方,外侧高于内侧,只在空气进入胸腔后才可出现气液接触的水平面。大量积液时见一侧肺呈致密暗影,患侧肋间隙增大,气管、心脏向健侧移位及膈肌下降。在胸片上不含气的肺与胸腔积液密度相似,因此胸部超声检查及CT扫描有助于进一步诊断。

六、诊断

根据严重的中毒症状,呼吸困难,气管和心浊音界向对侧移位,病侧叩诊大片浊音,且呼吸音明显降低,大致可拟诊为脓胸。进行胸部X线检查,可协助诊断胸腔积液。从胸膜腔抽出脓液可确诊。黄色脓液多为葡萄球菌,黄绿色脓液多为肺炎链球菌,淡黄稀薄脓液为链球菌,绿色有臭味脓液常为厌氧菌。胸腔脓液均应作培养并作药物敏感试验,为选择抗生素作依据。

七、鉴别诊断

(一)肺内脓肿

脓胸的形状为循胸壁向邻近扩展。而典型的肺脓肿多呈球形,不沿胸壁走行或沿胸壁扩展,并被肺炎包围。

(二)膈疝

胸部透视或X线直立位胸片可见病变侧多发气液影或大液面,患侧肺受压,看不到膈影,易误诊为脓胸。钡餐检查可明确。

(三)膈下脓肿

胸腔会有反应性胸腔积液,肺内通常无病灶,B超有助于脓肿定位。

(四)结缔组织病合并胸膜炎

胸腔积液外观为渗出液而非典型脓液,胸腔积液涂片及培养无菌。

八、治疗

脓胸治疗要求在下列三方面都取得肯定的结果才能奏效:排除脓液解除胸腔压迫;控制感染;改善全身情况。

(1)如果脓胸处于急性期,使用针对性抗生素控制局部感染和全身感染,排空脓液,使肺复张并封闭胸膜无效腔。

(2)对于慢性脓胸:以胸腔积气为主而无张力时,无须局部治疗,可等待自然吸收。如果发热不退,脓不减,或抽脓后迅速增多,采取开放引流或脓腔清创术。

(3)支气管胸膜瘘:存在支气管胸膜瘘时,如过度抽吸则不利于瘘口愈合。

支气管胸膜瘘的持续存在应手术解决。

第七节 先天性肺囊肿

先天性肺囊肿是肺组织胚胎发育异常所形成的畸形,是较常见的先天性肺部发育异常,多在婴幼儿期出现症状,也可于新生儿期发病。囊肿可为单个或多个,部分患儿同时伴有多囊肾、多囊肝等其他先天畸形。

一、病因和分类

肺芽在胚胎发育第4～6周开始分支。本病是胚胎发育过程中由于肺芽分支发育异常,造成支气管的一段或多段完全或不完全闭锁,与肺芽分离,支气管远端逐渐扩张形成盲囊,囊内细胞分泌黏液聚集膨大而形成囊肿。如肺芽在未分支前形成囊肿,仅涉及一个肺芽,则形成孤立性肺囊肿;如不发育的索条状部分已分支,涉及多个胚芽,则形成多发性肺囊肿。

先天性肺囊肿可分为支气管源性,肺泡源性和混合型3种,以支气管源性囊肿最为多见。囊肿发生在支气管称为支气管源性肺囊肿,囊肿可发生于一个或多个部位,多数位于纵隔内或靠近纵隔,肺外囊肿也有报道,如肾上腺区、颈部、心包、舌底和前胸壁皮下,甚至椎管内。囊肿发生于近肺泡的细支气管称为肺泡源性肺囊肿,多位于肺叶外周的肺实质内,可侵及一个或多个肺叶,多与支气管相通。

形态学上有气囊肿、液囊肿和气液囊肿3种类型。支气管盲端呈囊状扩张,内含气体,称为气囊肿;如囊肿与正常支气管不相通,囊内仅有黏液,称为液囊肿。如相通的部位形成活瓣,空气易进不易出,则形成张力性气囊肿,可压迫肺组织形成纵隔疝。

二、病理

支气管源性囊肿其囊壁为支气管结构,壁内衬纤毛柱状上皮细胞或立方上皮细胞,外覆纤维组织壁,同时可见透明软骨、支气管型腺体;因与正常的支气管树不相通,不参加呼吸活动,故无碳末沉积。肺泡源性肺囊肿以囊壁内缘覆盖单层柱状上皮或单层纤毛上皮为特征,外层无肌纤维。

三、临床表现

无特异性,主要表现为肺部感染及肺、气管受压。临床表现轻重取决于囊肿大小、部位以及有无并发感染、气胸等。超过 1/3 的患儿生后可无症状,在胸部 X 线检查时发现。有症状者多在婴幼儿期发病,临床表现与囊肿压迫周围脏器有关;如压迫气管通常表现为咳嗽、喘鸣、呼吸困难。当囊内合并出血和继发感染时,囊内压突然增大,可出现感染和急性压迫症状。若囊肿破裂,形成张力性气胸,则出现严重呼吸困难、发绀,患侧叩诊呈鼓音、呼吸音减弱、纵隔移位,严重者可危及生命。

四、辅助检查

(一)X 线检查

胸部正侧位片是诊断和随访的重要检查,单发囊肿表现为圆形或类圆形的透亮影,密度均匀,边缘清楚,囊壁菲薄;多发囊肿可表现为多个圆形或类圆形阴影。若囊肿与支气管相通,可见气液平面。

(二)CT 检查

CT 可以更好地显示囊肿的大小、数目、囊壁厚度、气液平面,囊肿与邻近结构的关系并准确定位,为外科手术提供可靠的解剖信息。

(三)MRI 检查

MRI 可更好显示病变血供情况,且有助于发现肺外囊肿,如脊柱、肾上腺区等部位的囊肿。

(四)超声检查

B 超能分辨出靠近胸壁的病变为实质性还是囊性病变,彩色多普勒能分辨出病变的血供情况,有助于与肺隔离症相鉴别;且能用于先天性肺囊肿的产前诊断,目前诊断准确率已达 70%。

五、诊断

本病临床表现无特异性,诊断主要依靠影像学检查,包括 X 线片、CT、MRI 等。病史以及影像学检查,是诊断的要点。

先天性肺囊肿易被误诊,应与肺炎、肺大疱、肺脓肿、肺结核空洞、肺隔离症、支气管扩张、气胸及膈疝等鉴别。

六、治疗

治疗主要以外科手术为主。一经确诊,在无急性炎症情况下应尽早手术治疗,任何年龄都可以进行手术。囊肿并肺部感染而病情一般者,宜先行抗感染治疗,待感染控制后再行手术。并发张力性气胸患儿,囊内放引流管减压后,急诊手术。无症状性肺囊肿也应择期手术。手术治疗的原则是既要彻底切除病变组织,又要尽可能保留正常肺组织。手术切除的方法及范围应根据病变的范围、数目、部位以及周围肺组织的情况而定。

第八节　支气管哮喘

支气管哮喘是由多种细胞(如嗜酸性粒细胞、肥大细胞、T 细胞、中性粒细胞及气道上皮细胞等)和细胞组分共同参与的气道慢性炎症性疾病。这种慢性炎症导致气道高反应性,当接触多种刺激因素时,气道发生阻塞和气流受限,出现反复发作的喘息、气促、胸闷、咳嗽等症状,常在夜间和/或清晨发作或加剧,多数患儿可经治疗缓解或自行缓解。

一、病因

遗传过敏体质对本病的形成关系很大,多数患儿有婴儿湿疹、变应性鼻炎和/或食物(药物)过敏史。特应性是通过多基因以复杂方式进行遗传。约 20% 的患儿有家族史,遗传与环境因素共同作用导致发病。

二、发病机制

主要为慢性气道炎症、气流受限及气道高反应性。以肥大细胞的激活、嗜酸性粒细胞与活化 T 细胞浸润、许多炎性介质产生为特点。此时有四种原因致使气流受限:急性支气管痉挛、气道壁肿胀、慢性黏液栓形成、气道壁重塑。

支气管哮喘患儿用变应原激发后会出现即刻及迟发反应。即刻反应为支气管平滑肌痉挛所致,表现为一秒用力呼气容积(FEV1)在初期迅速下降然后恢复正常。4～6 小时后,出现迟发性气道反应,表现为 FEV1 再次逐渐下降。迟发反应是由于黏液产生增加,黏膜水肿及炎症所致。

三、病理

大体标本可见肺组织有明显肺气肿,肺过度膨胀。大、小气道内填满黏液栓。显微镜下见支气管及毛细支气管的上皮细胞脱落、管壁嗜酸性粒细胞和单核细胞广泛浸润、血管扩张及微血管渗漏、基膜增厚、平滑肌肥厚和增生、杯状细胞增加、黏膜下腺体增生。黏液栓由黏液、血清蛋白、炎症细胞、细胞碎片混合组成。

四、支气管哮喘加重的诱因

变应原极多,包括室内的尘螨、动物毛屑、花粉等;呼吸道感染,尤其是病毒及支原体感染;强烈情绪变化;运动和过度通气;冷空气;药物如阿司匹林;职业粉尘及气体。

五、临床表现

支气管哮喘的典型症状为咳嗽、胸闷、喘息及呼吸困难,特别是上述症状反复出现并常于夜间或清晨加重,在除外其他病因后要高度怀疑支气管哮喘。儿童慢性或反复咳嗽有时可能是支气管哮喘的唯一症状,即咳嗽变异性哮喘。

哮喘急性发作时可见吸气时出现三凹征,呼气相延长,同时颈静脉显著怒张。叩诊两肺呈鼓音,并有膈肌下移,心浊音界缩小。呼吸音减弱,全肺可闻喘鸣音及干性啰音。

特别严重的病例可见患儿烦躁不安,呼吸困难,以呼气困难为著,往往不能平卧,坐位时耸肩屈背,呈端坐样呼吸。查体面容惶恐不安,面色苍白,甚至冷汗淋漓、鼻翼翕动、口唇及指甲发绀。哮喘重度发作,由于肺通气量减少,两肺几乎听不到呼吸音,称为"沉默肺",是支气管哮喘最危险的体征。

发作间歇期多数患儿症状可全部消失,肺部听不到哮鸣音。

六、辅助检查

(一)胸部 X 线检查

均应摄胸部 X 线片以除外肺实质病变、先天异常、直接或间接的异物征象。哮喘急性发作时胸片可正常,或有肺气肿、支气管周围间质浸润及肺不张。偶见气胸、纵隔气肿。

(二)过敏状态的评估

常用为体内试验或体外试验,其中体内试验多应用变应原做皮肤点刺试验,体外试验主要是血清变应原特异性 IgE 测定。

(三)肺功能检查

可确定是否有气流受限;在支气管舒张剂使用前后测定可确定气流受限的可逆性;也可用于监测病情变化及昼夜改变;在哮喘加重时,可判断气流受限程度及对治疗的反应。主要用 FEV1/用力肺活量(FVC)及呼气峰流速两种方法测定气流受限是否存在及其程度。适用于 5 岁以上患儿。儿童 FEV1/FVC 正常值＞85％。凡低于 75％提示气流受限,比值越低气流受限程度越重。若 FEV1/FVC 测定有气流受限,在吸入支气管扩张剂 15～20 分钟后 FEV1 增加 12％或更多,表明有可逆性气流受限,是诊断支气管哮喘的有力依据。

此外可查最大呼气流量,与 FEV1 的相关性好,正常最大呼气流量在24 小时中是有变化的,但变异率＜20％。若日间变异率＞20％、使用支气管舒张剂后增加 20％可以诊断为支气管哮喘。夜间和/或清晨有症状,伴随每天最大呼气流量变异率大于 20％是哮喘非常显著的特点,且可反映病情轻重。

(四)气道高反应性

肺功能在正常范围时,可用激发试验(醋甲胆碱、组胺或运动试验)观察气道高反应性。

七、诊断与鉴别诊断

支气管哮喘常可通过详细的病史询问作出诊断,如症状、触发因素、疾病过程、典型发作、对治疗的反应、家族及个人过敏史。并排除其他原因。有气流受限的证据,且气流受限及症状具可逆性。

(一)儿童哮喘诊断标准

(1)反复发作喘息、咳嗽、气促、胸闷,多与接触变应原、冷空气、物理、化学性刺激、呼吸道感染以及运动等有关,常在夜间和/或清晨发作或加剧。

(2)发作时在双肺可闻及散在或弥漫性、以呼气相为主的哮鸣音,呼气相延长。

(3)上述症状和体征经抗哮喘治疗有效或自行缓解。

(4)除外其他疾病所引起的喘息、咳嗽、气促和胸闷。

(5)临床表现不典型者(如无明显喘息或哮鸣音),应至少具备以下 1 项:①支气管激发试验或运动激发试验阳性。②证实存在可逆性气流受限。支气管舒张试验阳性:吸入速效 β_2 受体激动剂(如沙丁胺醇)后 15 分钟 FEV1 增加≥12％;或抗哮喘治疗有效:使用支气管舒张剂和口服(或吸入)糖皮质激素治疗 1～2 周后,FEV1 增加≥12％;最大呼气流量每天变异率(连续监测 1～2 周)≥20％。

符合第(1)～(4)条或第(4)、(5)条者,可以诊断为哮喘。

(二)咳嗽变异性哮喘诊断标准

(1)咳嗽持续＞4 周,常在夜间和/或清晨发作或加重,以干咳为主。

(2)临床上无感染征象,或经较长时间抗生素治疗无效。

(3)抗哮喘药物诊断性治疗有效。

(4)排除其他原因引起的慢性咳嗽。

(5)支气管激发试验阳性和/或最大呼气流量每天变异率(连续监测1~2周)≥20%。

(6)个人或一、二级亲属特应性疾病史,变应原检测阳性。

以上(1)~(4)项为诊断基本条件。

(三)鉴别诊断

1.毛细支气管炎

此病多见于1岁内小婴儿,冬春两季发病较多。也有呼吸困难和喘鸣音,但起病较缓,支气管舒张剂无显著疗效。病原主要为呼吸道合胞病毒,其次为副流感病毒。

2.气管、支气管异物

有突然剧烈呛咳病史,可出现持久或间断的哮喘样呼吸困难,并随体位变换加重或减轻。一般异物多数阻塞在气管或较大支气管,以吸气困难为主要表现,异物若在一侧气管内,喘鸣音及其他体征仅限于患侧,有时尚可听到特殊拍击音,既往无喘息反复发作史。经X胸透可见纵隔摆动,支气管镜检查不但可明确诊断,还可取出异物。

八、治疗

(一)治疗原则

坚持长期、持续、规范、个体化的治疗原则。

1.发作期

快速缓解症状、抗炎、平喘。

2.缓解期

长期控制症状、抗炎、降低气道高反应性、避免触发因素、自我保健。

(二)治疗目标

(1)尽可能控制消除哮喘症状(包括夜间症状)。

(2)使哮喘发作次数减少,甚至不发作。

(3)肺功能正常或接近正常。

(4)能参加正常活动,包括体育锻炼。

(5)β₂受体激动剂用量最少,乃至不用。

(6)所用药物不良反应减至最少,乃至没有。

(7)预防发展为不可逆性气道阻塞。

(三)阶梯治疗方案

任何年龄患儿治疗方案的确定,均要根据平时病情轻重程度而定,之后根据病情变化及治疗反应进行调整。每1~3个月审核1次治疗方案,若哮喘控制3个月以上时,可逐步降级治疗。若未能控制,要立即升级治疗,但首先应审核患儿用药技术、是否遵循用药方案、如何避免变应原和其他触发因素等。

(四)吸入治疗

吸入治疗是目前治疗哮喘最好的方法。吸入药物以较高浓度迅速到达病变部位,因此起效迅速,且所用药物剂量较小,即使有极少量药物进入血液循环,也可在肝脏迅速灭活,全身不良反应较轻,故应大力提倡。

5岁以下可用气流量≥6 L/min 的氧气或压缩空气(空气压缩泵)作动力,通过雾化器吸入药物;也可采用有活瓣的面罩储雾罐及压力式定量气雾装置。5~7岁除上法外,也可用吸入器吸入干粉剂。>7岁已能使用压力式定量气雾装置,也可用干粉剂或有活瓣的储雾罐吸入。

(五)哮喘常用药物

1.糖皮质激素

糖皮质激素是最有效的抗炎药物。吸入用药具有较强的呼吸道局部抗炎作用,用于哮喘发作的预防。在哮喘急性发作时应与吸入β₂受体激动剂或茶碱类合用。吸入药物局部不良反应为口咽部念珠菌感染、声音嘶哑或上呼吸道不适。吸药后用清水漱口可减轻局部反应和胃肠吸收。急性发作的患儿,如吸入糖皮质激素不能缓解,可早期口服糖皮质激素,以防病情恶化。严重哮喘发作时应及早静脉滴注糖皮质激素,如琥珀酸氢化可的松,每次5~10 mg/kg,或甲泼尼龙每次1~2 mg/kg。

2.肥大细胞膜稳定剂

色甘酸钠是一种非糖皮质激素类抗炎制剂,可抑制 IgE 诱导的肥大细胞释放介质。吸入用药用于预防哮喘发作,也可预防运动、冷空气等引起的急性气道收缩及季节性哮喘发作。压力式定量气雾装置每次5~10 mg,每天3~4次。

3.白三烯受体拮抗剂

白三烯受体拮抗剂是非糖皮质激素类抗炎药物,如孟鲁司特。在哮喘治疗中可作为 2 级治疗的单独用药或 2 级以上治疗的联合用药。

4.支气管舒张剂

可舒张气道平滑肌,增加黏液纤毛清除功能,调节肥大细胞、嗜碱性粒细胞介质的释放。吸入用药包括沙丁胺醇和特布他林,通过气雾剂或雾化器吸入,5~10 分钟即可见效,维持 4~6 小时。多用于治疗哮喘急性发作或预防运动性哮喘。切忌过分或盲目增加次数。过量使用可引起危及生命的心律失常,甚至猝死。长效 β_2 受体激动剂,如沙美特罗和福莫特罗,主要与吸入型糖皮质激素联合使用。

5.茶碱

茶碱具有舒张支气管平滑肌、强心、利尿、扩张冠状动脉作用,此外还可兴奋呼吸中枢和呼吸肌,还具有抗炎和免疫调节作用。但由于其安全性问题,临床不推荐常规应用,但茶碱缓释片有一定应用地位。

6.抗胆碱药

吸入抗胆碱药物,如溴化异丙托品,可阻断节后迷走神经传出支,通过降低迷走神经张力而舒张支气管,其舒张支气管的作用较 β_2 受体激动剂弱,起效也较缓慢,可与 β_2 受体激动剂联合吸入。

7.特异性免疫治疗

在无法避免接触变应原或药物治疗无效时,可考虑针对变应原进行特异性免疫治疗。如用花粉或尘螨提取物做脱敏治疗。

8.免疫调节剂

因反复呼吸道感染诱发喘息发作者可酌情加用。

9.中药

急性发作期要辨证施治。缓解期用健脾、补肾等扶正。"三伏贴"穴位疗法可作为辅助治疗,但其有效性尚需进一步临床验证。

(六)缓解期的处理

病情缓解后应继续吸入维持量糖皮质激素,6 个月或更长时间。

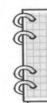

第四章 消化系统疾病

第一节 功能性消化不良

功能性消化不良是一组无器质性原因的慢性或间歇性消化道综合征,患病率高,易反复发作,严重影响患儿的生长发育和身心健康。临床症状主要有上腹痛、腹胀、早饱、嗳气、厌食、胃灼热、反酸、恶心和呕吐等。

一、病因和发病机制

小儿功能性消化不良多发于学龄前及学龄儿童,其病因、发病机制、病理生理仍不清楚,可能与多种因素综合作用有关,如精神心理因素、胃肠运动障碍、内脏高敏感、胃酸分泌等原因相关。特别是胃排空延缓与停滞以及十二指肠反流有密切关系。动力学检查50%～60%患儿存在胃近端和远端收缩和舒张障碍。某些人口学特征,如家庭居住拥挤,居住条件恶劣,社会经济状况差或家庭内幽门螺杆菌感染史,应考虑消化不良的症状可能与幽门螺杆菌感染有关。持续的消化不良症状可继发于病毒性感染或腹泻发作,即使原发病已经缓解后也可发生,对这些患儿要怀疑病毒感染后可能发生的胃轻瘫。

二、临床表现

功能性消化不良患儿可有不同的临床症状,某些患儿主要表现为上腹部疼痛;某些患儿可以表现为上腹部不适,伴有恶心、早饱、腹胀或饱胀感为主。餐后饱胀是指正常餐量即出现饱胀感。早饱是指有饥饿感但进食后不久即有饱感,导致摄入食物明显减少。

三、诊断和鉴别诊断

(1)持续或反复发作的上腹部(脐上)疼痛或不适。

（2）排便后不能缓解，症状发作与排便频率或粪便性状的改变无关（即除外肠易激综合征）。

（3）无炎症性、解剖学、代谢性或肿瘤性疾病的证据可以解释患儿的症状，诊断前至少两个月内，症状出现至少每周 1 次，符合上述标准。

对于主诉表达清楚的年长儿童（＞4 岁），可以参考罗马Ⅲ标准，并根据主要症状的不同将功能性消化不良分为餐后不适综合征（表现为餐后饱胀或早饱）和上腹痛综合征（表现为上腹痛或灼烧感）两个亚型。与成人相比，儿童功能性消化不良难以归入溃疡样或动力障碍样消化不良中的任何一型，因此在儿童功能性消化不良的诊断标准中摒弃了这种分型。同时摒弃了为诊断功能性消化不良强制性进行胃镜检查这条标准。因为儿童存在症状描述困难，定位体征不典型等因素为诊断增加了困难。对于消化不良患儿，需详细询问病史和全面体格检查。要了解症状的严重程度与出现频率，其与进餐、排便的关系，尤其注意有否消化不良的报警症状。对有报警症状者要及时行相关检查以排除器质性疾病。

四、实验室检查

应做血常规、肝肾功能、血糖、甲状腺功能、粪隐血试验和胃食管 24 小时 pH 监测。其他辅助检查：应做上消化道内镜、肝胆胰超声、胸部 X 线检查。超声或放射性核素胃排空检查、胃肠道压力测定等多种胃肠道动力检查手段在功能性消化不良的诊断与鉴别诊断上起到了十分重要的作用。

检查目的：内镜检查主要排除食管、胃十二指肠溃疡、糜烂、肿瘤等器质性病变。超声检查排除肝、胆、胰、肾等疾病。

五、治疗

罗马Ⅲ儿童标准认为，在儿童功能性消化不良的治疗方面，通常经验性治疗多针对主要症状：疼痛、恶心、腹胀、饱胀或早饱。对于临床表现各不相同的功能性消化不良患儿，依据其可能存在的发病机制进行整体治疗，选择个体化方案，旨在迅速缓解症状，提高生活质量。

（一）一般治疗

帮助患儿的家长认识、理解病情，指导其改善患儿生活方式，调整饮食结构和习惯，去除与症状相关的可能发病因素，提高缓解症状的能力。应避免可加重症状的食物（如咖啡、辛辣以及油腻食物）和非甾体抗炎药。

（二）药物治疗

根据患儿的临床表现及其与进餐的关系，可选用促动力药、抗酸药和抑酸药,一般疗程为 2~4 周。治疗无效者可适当延长疗程,并可进一步检查,明确诊断后再进行治疗。新近一项 meta 分析,提示幽门螺杆菌根除治疗对功能性消化不良患儿症状的改善是有益的。所以有幽门螺杆菌感染者,需行幽门螺杆菌的根除治疗。

1.促动力药

(1)多巴胺受体拮抗剂:甲氧氯普胺具有较明显的中枢止吐作用,可增强胃肠动力。可因其有导致锥体外系反应的可能,因而限制了其在婴幼儿的使用及长期大剂量使用。多潘立酮是选择性外周多巴胺 D_2 受体拮抗剂,不能透过血-脑屏障,因而无锥体外系不良反应,主要作用是增加胃窦和十二指肠动力、促进胃肠排空,可明显改善功能性消化不良患儿餐后腹胀、早饱等症状。但需要引起注意的是此类药的长期使用可导致血催乳素升高,个别患儿可能出现乳房胀痛或泌乳现象。

(2)5-羟色胺 4 受体激动剂:如枸橼酸莫沙必利,可明显改善功能性消化不良患儿腹胀、早饱等症状。

2.抗酸及抑酸药

现在已广泛应用于功能性消化不良的治疗。目前在临床上常用的抗酸药有铝碳酸镁、复方氢氧化铝、碳酸钙口服混悬液等,在一定程度上可以缓解症状。常用的抑酸药如奥美拉唑;H_2 受体拮抗剂如西咪替丁、雷尼替丁、法莫替丁等。这类药对于缓解腹痛、腹胀、反酸、嗳气、胃灼热等症状有较显著的作用。

3.根除幽门螺杆菌感染

新近一项 meta 分析,提示幽门螺杆菌根除治疗对功能性消化不良患儿症状的改善是有益的。因此,对于伴幽门螺杆菌感染的功能性消化不良患儿建议进行根除幽门螺杆菌的治疗。同时有研究表明对于幽门螺杆菌阳性的功能性消化不良患儿,使用奥美拉唑及抗生素根除幽门螺杆菌治疗后,部分患儿的症状可以得到长期改善,比单一使用奥美拉唑的患儿疗效显著。

(三)精神心理调整

心理因素在功能性消化不良发病中已越来越受到重视。临床医师应该具备足够的同情心及耐心,给予患儿一定的行为治疗、认知疗法或心理干预,同时可以配合使用一些安慰剂,随着时间的推移大部分症状都会改善。对于促动力药和抑酸药治疗无效、且伴有明显精神心理障碍的患儿,可以在心理科医师协助诊治的情况下,适当给予抗焦虑、抗抑郁药,以此来改善症状。

六、预防

并非所有的功能性消化不良的患儿均需接受药物治疗,有些患儿根据医师诊断得知无病及检查结果也属正常后,可通过改变生活方式与调整食物种类来预防。如建立良好的生活习惯,避免心理紧张因素和刺激性食物,避免服用非甾体抗炎药,对于无法停药者应同时应用胃黏膜保护剂或 H_2 受体拮抗剂。

第二节 腹 泻 病

婴幼儿腹泻也称腹泻病,是一组由多病原、多因素引起的以大便次数增多和大便性状改变为特点的消化道综合征,是我国婴幼儿最常见的疾病之一。6 个月至 2 岁婴幼儿发病率较高,1 岁以内患儿约占半数。腹泻病是造成儿童营养不良、生长发育障碍的主要原因之一。

婴幼儿容易患腹泻病,主要与下列易感因素有关:①消化系统发育尚未成熟,胃酸和消化酶分泌少,酶活力偏低,不能适应食物质和量的较大变化。婴幼儿水代谢旺盛,婴儿每天水的交换量为细胞外液量的 1/2,而成人仅为 1/7,对缺水的耐受力差,一旦失水容易发生体液紊乱。婴儿时期神经、内分泌、循环、肝、肾功能发育不成熟,容易发生消化道功能紊乱。②生长发育快,所需营养物质相对较多,且婴儿食物以液体为主,摄入量较多,胃肠道负担重。③机体防御功能差:婴儿胃酸偏低,胃排空较快,对进入胃内的细菌杀灭能力较弱;血清免疫球蛋白和胃肠道分泌型 IgA 均较低。肠黏膜的免疫防御反应及口服耐受机制均不完善。④肠道菌群失调:正常肠道菌群对入侵的致病微生物有拮抗作用,新生儿出生后尚未建立正常肠道菌群、改变饮食使肠道内环境改变或滥用广谱抗生素,均可使肠道正常菌群平衡失调,而患肠道感染。同时,维生素 K 的合成有赖于肠道正常菌群的参与,故肠道菌群失调时除易患腹泻外,还可有呕吐物或大便中带血。⑤人工喂养:母乳中含有大量体液因子、巨噬细胞和粒细胞、溶菌酶、溶酶体,有很强的抗肠道感染作用。家畜乳中虽有某些上述成分,但在加热过程中被破坏,而且人工喂养的食物和食具易受污染,故人工喂养儿肠道感染发生率明显高于母乳喂养儿。

一、病因

引起儿童腹泻病的病因分为感染性及非感染性原因。

(一)感染因素

肠道内感染可由病毒、细菌、真菌、寄生虫引起。以前两者多见,尤其是病毒。

1.病毒感染

寒冷季节的婴幼儿腹泻80％由病毒感染引起。病毒性肠炎主要病原为轮状病毒,属于呼肠病毒科轮状病毒属;其次有星状病毒、杯状病毒科的诺如病毒,曾被称为诺沃克病毒、札如病毒属;肠道病毒包括柯萨奇病毒、埃可病毒、肠道腺病毒等;冠状病毒科的环曲病毒等。

(1)轮状病毒:是秋冬季婴幼儿腹泻病的主要病原,流行广泛,呈全世界性分布。

(2)诺如病毒:偶可引起地方性暴发流行,多为成人及年长儿发病。

(3)肠腺病毒:其胃肠型(血清型)40或41型是引起婴幼儿腹泻病的常见病原,发病率仅次于轮状病毒。

(4)其他星状病毒:杯状病毒、埃可病毒,小圆病毒、巨细胞病毒也可引起腹泻病。

2.细菌感染

(1)致腹泻大肠埃希菌:根据引起腹泻的大肠埃希菌不同致病性和发病机制,已知菌株可分为5大组。①致病性大肠埃希菌:为最早发现的致腹泻大肠埃希菌。致病性大肠埃希菌侵入肠道后,黏附在肠黏膜上皮细胞,引起肠黏膜微绒毛破坏,皱襞萎缩变平,黏膜充血、水肿而致腹泻,可累及全肠道。②产毒性大肠埃希菌:可黏附在小肠上皮刷状缘,在细胞外繁殖,产生不耐热肠毒素和耐热肠毒素而引起腹泻。③侵袭性大肠埃希菌:可直接侵入肠黏膜引起炎症反应,也可黏附和侵入结肠黏膜,导致肠上皮细胞炎症和坏死,引起痢疾样腹泻。该菌与志贺菌相似,两者O抗原有交叉反应。④出血性大肠埃希菌:黏附于结肠产生与志贺杆菌相似的肠毒素,引起肠黏膜坏死和肠液分泌,致出血性肠炎;⑤黏附-集聚性大肠埃希菌:以集聚方式黏附于下段小肠和结肠黏膜致病,不产生肠毒素,也不引起组织损伤。

(2)空肠弯曲菌:与肠炎有关的弯曲菌有空肠型、结肠型和胎儿亚型3种,95％～99％弯曲菌肠炎是由胎儿弯曲菌空肠亚种(简称空肠弯曲菌)所引起。致病菌直接侵入空肠、回肠和结肠黏膜,引起侵袭性腹泻。某些菌株也能产生肠毒素。

(3)耶尔森菌:除侵袭小肠、结肠黏膜外,还可产生肠毒素,引起侵袭性和分泌性腹泻。

(4)其他:沙门菌(主要为鼠伤寒和其他非伤寒、副伤寒沙门菌)、嗜水气单胞菌、艰难梭菌、金黄色葡萄球菌、铜绿假单胞菌、变形杆菌等均可引起腹泻。

3.真菌

致腹泻的真菌有念珠菌、曲菌、毛霉菌,婴儿以白念珠菌性肠炎多见。在机体抵抗力低下、正常菌群紊乱时可引起腹泻病。

4.寄生虫

常见为蓝氏贾第鞭毛虫、阿米巴原虫和隐孢子虫等。

肠道外感染:有时也可产生腹泻症状,如患中耳炎、上呼吸道感染、肺炎、泌尿系统感染、皮肤感染或急性传染病时,可由于发热、感染原释放的毒素、抗生素治疗、直肠局部激惹(如膀胱炎、阑尾周围脓肿等)作用而并发腹泻。有时病原体(主要是病毒)可同时感染肠道。

使用抗生素引起的腹泻:除了一些抗生素可降低碳水化合物的转运和乳糖酶水平之外,肠道外感染时长期、大量地使用广谱抗生素可引起肠道菌群紊乱,肠道正常菌群减少,耐药性金黄色葡萄球菌、变形杆菌、铜绿假单胞菌、艰难梭菌或白念珠菌等可大量繁殖,引起药物较难控制的肠炎,排除其他(病程中发生的病毒或者细菌感染,应用泻剂等)诱发因素,称为抗生素相关性腹泻,通常发生在抗生素治疗 2～6 周时。

(二)非感染因素

1.饮食因素

(1)喂养不当可引起腹泻,多为人工喂养儿,原因为喂养不定时,饮食量不当,突然改变食物品种或过早喂给大量淀粉、脂肪类食品;果汁,特别是含高果糖或山梨醇的果汁,可产生高渗性腹泻;肠道刺激物(调料、富含纤维素的食物)也可引起腹泻。

(2)过敏性腹泻,如对牛奶或大豆制品过敏而引起腹泻。

(3)原发性或继发性双糖酶(主要为乳糖酶)缺乏或活性降低,肠道对糖的消化吸收不良而引起腹泻。

2.气候因素

气候突然变化、腹部受凉使肠蠕动增加;天气过热消化液分泌减少或由于口渴饮奶过多等都可能诱发消化功能紊乱导致腹泻。

二、发病机制

导致腹泻的机制有:肠腔内存在大量不能吸收的具有渗透活性的物质——

"渗透性"腹泻;肠腔内电解质分泌过多——"分泌性"腹泻;炎症所致的液体大量渗出——"渗出性"腹泻;及肠道蠕动功能异常——"肠道功能异常性"腹泻等。但在临床上不少腹泻并非由某种单一机制引起,而是在多种机制共同作用下发生的。

(一)感染性腹泻

病原微生物多随污染的食物或饮水进入消化道,也可通过污染的日用品、手、玩具或带菌者传播。病原微生物能否引起肠道感染,决定于宿主防御功能的强弱、感染病原微生物的量大小及毒力。

1.病毒性肠炎

各种病毒侵入肠道后,在小肠绒毛顶端的柱状上皮细胞上复制,使细胞发生空泡变性和坏死,其微绒毛肿胀,排列紊乱和变短,受累的肠黏膜上皮细胞脱落,遗留不规则的裸露病变,致使小肠黏膜回吸收水分和电解质的能力受损,肠液在肠腔内大量积聚而引起腹泻。同时,发生病变的肠黏膜细胞分泌双糖酶不足且活性降低,使食物中糖类消化不全而积滞在肠腔内,并被细菌分解成小分子的短链有机酸,使肠液的渗透压增高。微绒毛破坏也可造成载体减少,上皮细胞钠转运功能障碍,水和电解质进一步丧失。新近的研究表明:轮状病毒的非结构蛋白4也与发病机制关系密切。轮状病毒的非结构蛋白4是具有多种功能的液体分泌诱导剂,可以通过以下方式发挥作用:作用于固有层细胞,激活 Cl^- 分泌和水的外流;改变上皮细胞的完整性,从而影响细胞膜的通透性;本身可能形成一个通道或是激活一种潜在的 Ca_2^+ 激活通道,导致分泌增加;通过旁分泌效应作用于未感染的细胞,扩大了被感染的黏膜上皮细胞的感染效应;直接作用于肠道神经系统,产生类似于霍乱毒素引起的腹泻。

2.细菌性肠炎

(1)肠毒素性肠炎:各种产生肠毒素的细菌可引起分泌性腹泻,如霍乱弧菌、产肠毒素性大肠埃希菌等。病原体侵入肠道后,一般仅在肠腔内繁殖,黏附在肠上皮细胞刷状缘,不侵入肠黏膜。细菌在肠腔释放2种肠毒素,即不耐热肠毒素和耐热肠毒素,不耐热肠毒素与小肠上皮细胞膜上的受体结合后激活腺苷酸环化酶,致使 ATP 转变为环磷酸腺苷,环磷酸腺苷增多后即抑制小肠绒毛上皮细胞吸收 Na^+、Cl^- 和水,并促进肠腺分泌 Cl^-;耐热肠毒素则通过激活鸟苷酸环化酶,使三磷酸鸟苷转变为环磷酸鸟苷,环磷酸鸟苷增多后也使肠上皮细胞减少 Na^+ 和水的吸收、促进 Cl^- 分泌。两者均使小肠液总量增多,超过结肠的吸收限度而发生腹泻,排出大量水样便,导致患儿脱水和电解质紊乱。

(2)侵袭性肠炎:各种侵袭性细菌感染可引起渗出性腹泻,如志贺菌属、沙门菌属、侵袭性大肠埃希菌、空肠弯曲菌、耶尔森菌和金黄色葡萄球菌等均可直接侵袭小肠或结肠肠壁,使黏膜充血、水肿,炎症细胞浸润引起渗出和溃疡等病变。此时可排出含有大量白细胞和红细胞的菌痢样粪便,并出现全身中毒症状。结肠由于炎症病变而不能充分吸收来自小肠的液体,并且某些致病菌还会产生肠毒素,故也可发生水样腹泻。

(二)非感染性腹泻

主要是由饮食不当引起。当进食过量或食物成分不恰当时,消化过程发生障碍,食物不能被充分消化和吸收而积滞在小肠上部,使肠腔内酸度降低,有利于肠道下部的细菌上移和繁殖;食物发酵和腐败,分解产生的短链有机酸使肠腔内渗透压增高,腐败性毒性产物刺激肠壁使肠蠕动增加导致腹泻,进而发生脱水和电解质紊乱。

三、临床表现

不同病因引起的腹泻常各具临床特点和不同临床过程。故在临床诊断中常包括病程、严重程度及可能的病原。连续病程在 2 周以内的腹泻为急性腹泻,病程 2 周至 2 个月为迁延性腹泻,慢性腹泻的病程为 2 个月以上。有学者也有将病程持续 2 周以上的腹泻统称为慢性腹泻或难治性腹泻。

(一)急性腹泻

1.腹泻的共同临床表现

(1)轻型:常由饮食因素及肠道外感染引起。起病可急可缓,以胃肠道症状为主,表现为食欲缺乏,偶有溢乳或呕吐,大便次数增多,但每次大便量不多,稀薄或带水,呈黄色或黄绿色,有酸味,常见白色或黄白色奶瓣和泡沫。无脱水及全身中毒症状,多在数天内痊愈。

(2)重型:多由肠道内感染引起。常急性起病,也可由轻型逐渐加重、转变而来,除有较重的胃肠道症状外,还有较明显的脱水、电解质紊乱和全身感染中毒症状,如发热或体温不升、精神烦躁或萎靡、嗜睡,面色苍白,意识模糊甚至昏迷、休克。

胃肠道症状包括食欲低下,常有呕吐,严重者可吐咖啡色液体;腹泻频繁,大便每天十余次至数十次,多为黄色水样或蛋花样便,含有少量黏液,少数患儿也可有少量血便。

水、电解质及酸碱平衡紊乱:由于吐泻丢失体液和摄入量不足,使体液总量尤其是细胞外液量减少,导致不同程度(轻、中、重)的脱水。由于腹泻患儿丧失的水和电解质的比例不尽相同,可造成等渗、低渗或高渗性脱水,以前两者多见。出现眼窝、囟门凹陷,尿少泪少,皮肤黏膜干燥、弹性下降,甚至血容量不足引起末梢循环的改变。

重型腹泻病时常出现代谢性酸中毒、低钾血症等离子紊乱。腹泻伴代谢性酸中毒的发生原因有:①腹泻丢失大量碱性物质;②进食少,肠吸收不良,热能不足使机体得不到正常能量供应导致脂肪分解增加,产生大量酮体;③脱水时血容量减少,血液浓缩使血流缓慢,组织缺氧导致无氧酵解增多而使乳酸堆积;④脱水使肾血流量也不足,其排酸、保钠功能低下使酸性代谢产物滞留体内。在脱水合并代谢性酸中毒时,虽然体内钾含量降低,由于血液浓缩,酸中毒时钾由细胞内向细胞外转移,尿少而致钾排出量减少等原因,体内钾总量虽然减少,但血清钾多数正常。随着脱水、酸中毒被纠正、排尿后钾排出增加、大便继续失钾以及输入葡萄糖合成糖原时需钾离子参与等因素使血钾迅速下降,出现不同程度的缺钾症状,如精神不振、无力、腹胀、心律失常、碱中毒等。

腹泻病时还可合并低钙和低镁血症:腹泻患儿进食少,吸收不良,从大便丢失钙、镁,可使体内钙镁减少,此症在活动性佝偻病和营养不良患儿更多见。但是脱水、酸中毒时由于血液浓缩、离子钙增多等原因,不出现低钙的症状,待脱水、酸中毒纠正后则出现低钙症状(手足抽搐和惊厥)。极少数久泻和营养不良患儿输液后出现震颤、抽搐,用钙治疗无效时应考虑有低镁血症可能。

2.常见类型肠炎的临床特点

(1)轮状病毒肠炎:是秋、冬季婴儿腹泻最常见的病原,故曾被称为秋季腹泻。呈散发或小流行,经粪-口传播,也可通过气溶胶形式经呼吸道感染而致病。潜伏期1~3天,多发生在6~24个月婴幼儿,4岁以上者少见。起病急,常伴发热和上呼吸道感染症状,多数无明显感染中毒症状。病初1~2天常发生呕吐,随后出现腹泻。大便次数及水分多,呈黄色水样或蛋花样便带少量黏液,无腥臭味。常并发脱水、酸中毒及电解质紊乱。轮状病毒感染也可侵犯多个脏器,可产生神经系统症状,如惊厥等;有的患儿可表现为血清心肌酶谱异常,提示心肌受累。本病为自限性疾病,数天后呕吐渐停,腹泻减轻,不喂乳类的患儿恢复更快,自然病程为3~8天,少数较长。大便显微镜检查偶有少量白细胞,感染后1~3天即有大量病毒自大便中排出,最长可达6天。血清抗体一般在感染后3周上升。病毒较难分离,有条件者可直接用电镜检测病毒或核酸探针技术检测病毒抗原。临床常用酶联免疫吸附试验法或胶体金方法检测病毒抗原。

（2）诺如病毒性肠炎：全年散发，无明显季节性，暴发易见冬季和冬春季（11月至次年2月）。在轮状病毒疫苗高普及的国家，诺如病毒感染甚至超过了轮状病毒，成为小儿急性胃肠炎的首要元凶。该病毒是集体机构急性暴发性胃肠炎首要致病原因，发生诺如病毒感染最常见的场所是餐馆，托幼机构和医院，其次还有游船、学校、养老院、军营、家庭等地点，因为常呈暴发性，从而造成突发公共卫生问题。潜伏期1～2天，急性起病。首发症状多为阵发痉挛性腹痛、恶心、呕吐和腹泻，全身症状有畏寒、发热、头痛、乏力和肌痛等。可有呼吸道症状。吐泻频繁者，可脱水及酸中毒、低钾。本病为自限性疾病，症状持续1～3天。

（3）腺病毒肠炎：本病全年均可感染，以夏季稍多见。常侵犯2岁以下婴幼儿，潜伏期为3～10天。以水样泻为主要临床表现，半数患儿伴有脱水和酸中毒。病程长，可达14天。粪便排病毒可持续1～2周。外周血常规检查一般无特殊发现。

（4）致病性大肠埃希菌肠炎：本病多见于1岁以下的小儿，5～8月份为发病的高峰季节。潜伏期1～2天。起病较缓，大便次数每天可达5～10次，大便呈黄绿色蛋花汤样，有发霉臭味和较多黏液。镜检有少量白细胞，偶有脓细胞。常伴呕吐，多数患儿无发热及全身中毒症状。重者可出现程度不等的脱水表现及代谢性酸中毒，病程7～14天。

（5）黏附性大肠埃希菌肠炎：黏附-集聚性大肠埃希菌黏附于小肠黏膜细胞，并大量繁殖，引起微绒毛损伤，虽不产生肠道及细胞毒素，也无侵袭能力，但可引起与产毒性大肠埃希菌同样的水样泻。目前认为该菌可导致肠黏膜刷状缘消失、基底变平，与迁延性腹泻病密切相关，其致病作用尚待深入研究。

（6）产毒性细菌引起的肠炎：多发生在夏季。潜伏期为1～2天，起病较急。轻症仅大便次数稍增，性状轻微改变。重症腹泻频繁，量多，呈水样或蛋花样混有黏液，镜检无白细胞。伴呕吐，常发生脱水、电解质和酸碱平衡紊乱。本病为自限性疾病，自然病程一般为3～7天，也可较长。

（7）侵袭性细菌（包括侵袭性大肠埃希菌、空肠弯曲菌、耶尔森菌、鼠伤寒沙门菌等）引起的肠炎：全年均可发病，多见于夏季。潜伏期长短不等。常引起志贺杆菌性痢疾样病变。根据病原菌侵袭的肠段部位不同，临床特点各异。一般表现为急性起病，高热甚至可以发生热惊厥。腹泻频繁，大便呈黏液状，带脓血，有腥臭味。常伴恶心、呕吐、腹痛和里急后重，可出现严重的中毒症状，如高热、意识改变，甚至感染性休克。大便镜检有大量白细胞及数量不等的红细胞。粪便细菌培养可找到相应的致病菌。其中空肠弯曲菌常侵犯空肠和回肠，有脓血便,腹痛甚剧烈,易误诊为阑尾炎,也可并发严重的小肠结肠炎、败血症、肺炎、脑膜炎、心内膜炎和心包炎等。另有研究表明吉兰-巴雷综合征与空肠弯曲菌感染有关。耶尔森菌小肠结肠炎,多发生在冬季和早春,可引起淋巴结肿大,也可产生肠系膜淋巴结炎,症状可与阑尾炎相似,也可引起咽痛和颈淋巴结炎。鼠伤寒沙门菌小肠结肠炎,有胃肠炎型和败血症型,新生儿和<1岁的婴儿尤易感染,新生儿多为败血症型,常引起暴发流行。可排深绿色黏液脓便或白色胶冻样便。

(8)出血性大肠埃希菌肠炎:大便次数增多,开始为黄色水样便,后转为血水便,有特殊臭味。大便镜检有大量红细胞,常无白细胞。伴腹痛,个别病例可伴发溶血尿毒综合征和血小板减少性紫癜。

(9)抗生素诱发的肠炎。①金黄色葡萄球菌肠炎:多继发于使用大量抗生素后,病程与症状常与菌群失调的程度有关,有时继发于慢性疾病的基础上。表现为发热、呕吐、腹泻、不同程度中毒症状、脱水和电解质紊乱,甚至发生休克。典型大便为暗绿色,量多带黏液,少数为血便。大便镜检有大量脓细胞和成簇的革兰阳性球菌,培养有葡萄球菌生长,凝固酶阳性。②伪膜性小肠结肠炎:由艰难梭菌引起。除万古霉素和胃肠道外用的氨基糖苷类抗生素外,几乎各种抗生素均可诱发本病。可在用药1周内或迟至停药后4～6周发病。也见于外科手术后或患有肠梗阻、肠套叠、巨结肠等病的体弱患儿。此菌大量繁殖,产生毒素A(肠毒素)和毒素B(细胞毒素)致病,表现为腹泻,轻症大便每天数次,停用抗生素后很快痊愈。重症频泻,黄绿色水样便,可有假膜排出,为坏死毒素致肠黏膜坏死所形成的伪膜。黏膜下出血可引起大便带血,可出现脱水、电解质紊乱和酸中毒。伴有腹痛、腹胀和全身中毒症状,甚至发生休克。对可疑病例可行结肠镜检查。大便厌氧菌培养、组织培养法检测细胞毒素可协助确诊。③真菌性肠炎:多为白念珠菌所致,2岁以下婴儿多见。常并发于其他感染,或肠道菌群失调时。病程迁延,常伴鹅口疮。大便次数增多,黄色稀便,泡沫较多带黏液,有时可见豆腐渣样细块(菌落)。大便镜检有真菌孢子和菌丝,如芽孢数量不多,应进一步以沙氏培养基作真菌培养确诊。

(二)迁延性和慢性腹泻

病因复杂,感染、营养物质过敏、酶缺陷、免疫缺陷、药物因素、先天畸形等均可引起。以急性腹泻未彻底治疗或治疗不当,迁延不愈最为常见。人工喂养、营养不良婴幼儿患病率高,其原因为:①重症营养不良时胃黏膜萎缩,胃液酸度降低,使胃杀菌屏障作用明显减弱,有利于胃液和十二指肠液中的细菌和酵母菌大量繁殖。②营养不良时十二指肠、空肠黏膜变薄,肠绒毛萎缩、变性,细胞脱落增加,双糖酶尤其是乳糖酶活性以及刷状缘肽酶活性降低,小肠有效吸收面积减少,引起各种营养物质的消化吸收不良。③重症营养不良患儿腹泻时小肠上段细菌显著增多,十二指肠内厌氧菌和酵母过度繁殖,由于大量细菌对胆酸的降解作用,使游离胆酸浓度增高,损害小肠细胞,同时阻碍脂肪微粒形成。④营养不良患儿常有肠动力的改变。⑤长期滥用抗生素引起肠道菌群失调。⑥重症营养不良儿免疫功能缺陷,抗革兰阴性杆菌有效的 IgM 抗体、起黏膜保护作用的分泌型 IgA 抗体、吞噬细胞功能和补体水平均降低,因而增加了对病原的易感性,同时降低了对食物蛋白抗原的口服耐受。故营养不良儿患腹泻时易迁延不愈,持续腹泻又加重了营养不良,两者互为因果,最终引起免疫功能低下,继发感染,形成恶性循环,导致多脏器功能异常。

对于迁延性、慢性腹泻的病因诊断,必须详细询问病史,全面体格检查,正确选用有效的辅助检查,如粪便常规、肠道菌群分析、大便酸度、还原糖和细菌培养;小肠黏膜活检;食物过敏方面的检查,如变应原、皮肤点刺实验等。必要时还可做蛋白质、碳水化合物和脂肪的吸收功能试验、消化道造影或 CT 等影像学检查、结肠镜等检查综合分析判断。

四、诊断和鉴别诊断

可根据发病季节、病史(包括喂养史和流行病学资料)、临床表现和大便性状可以做出临床诊断。必须判定有无脱水(程度和性质)电解质紊乱和酸碱失衡。注意寻找病因,从临床诊断和治疗需要考虑,可先根据大便常规有无白细胞将腹泻分为如下两组。

(一)大便无或偶见少量白细胞者

为侵袭性细菌以外的病因(如病毒、非侵袭性细菌、寄生虫等肠道内、外感染或喂养不当)引起的腹泻,多为水泻,有时伴脱水症状,除感染因素外应注意下列情况。

1.**生理性腹泻**

多见于 6 个月以内婴儿,生后不久即出现腹泻,除大便次数增多外,无其他症状,食欲好,不影响生长发育。近年来发现此类腹泻可能为乳糖不耐受的一种特殊类型,添加辅食后大便即逐渐转为正常。

2.**小肠吸收不良综合征**

小肠吸收不良综合征是导致小肠消化吸收功能障碍的各种疾病的总称,可分为原发性和继发性两种。

（1）原发性吸收不良：多由于小肠双糖酶缺乏引起。如乳糖酶缺乏、蔗糖-异麦芽糖缺乏、葡萄糖-半乳糖吸收不良、肠激酶缺乏等，其中以乳糖酶缺乏症最为多见。由于缺乏乳糖酶使乳糖不能分解，导致肠腔内呈高渗状态，肠腔内水分增加出现腹泻。食入不含乳糖的食物，症状则明显改善。乳糖耐量试验可协助确诊。另外原发性胆酸吸收不良，蛋白质、脂肪吸收不良，均可导致腹泻。

（2）继发性吸收不良：如全身性疾病（营养不良、重度贫血、免疫功能障碍、药物反应）、胃肠部分切除、寄生虫感染及食物过敏（牛奶蛋白、大豆蛋白、小麦蛋白）等均可导致继发性吸收不良，出现腹泻。

导致小肠消化吸收功能障碍的各种疾病：如乳糖酶缺乏，葡萄糖-半乳糖吸收不良，失氯性腹泻，原发性胆酸吸收不良，食物过敏性腹泻等，可根据各病特点进行粪便酸度、还原糖试验、食物变应原（特异性免疫球蛋白）等检查方法加以鉴别。

（二）大便有较多的白细胞者

表明结肠和回肠末端有侵袭性炎症病变，常由各种侵袭性细菌感染所致，仅凭临床表现难以区别，必要时应进行大便细菌培养，细菌血清型和毒性检测，尚需与下列疾病鉴别。

1.细菌性痢疾

常有流行病学史，起病急，全身症状重。便次多，量少，排脓血便伴里急后重，大便镜检有较多脓细胞、红细胞和吞噬细胞，大便细菌培养有志贺痢疾杆菌生长可确诊。

2.坏死性肠炎

中毒症状较严重，腹痛、腹胀、频繁呕吐、高热，大便暗红色糊状，渐出现典型的赤豆汤样血便，常伴休克。腹部立、卧位 X 线摄片呈小肠局限性充气扩张，肠间隙增宽，肠壁积气等。

3.婴儿过敏性直肠炎

是一种摄入外源蛋白所引起的暂时性，预后良好的疾病，发病平均年龄为2 个月，多为纯母乳或合并混合喂养婴儿。表现为大便表面带有血丝，轻度腹泻（粪便含黏液和/或水样）或大便仍为软便。症状常无诱因突然出现，无全身其他器官系统受累。大便常规检查见红细胞增多，潜血阳性，偶见白细胞。

五、治疗

治疗原则为调整饮食，预防、纠正脱水，合理用药，加强护理和预防并发症。

不同时期的腹泻病治疗重点各有侧重，急性腹泻多注意维持水、电解质平衡及抗感染；迁延及慢性腹泻则应注意肠道菌群失调及饮食疗法。

(一)急性腹泻的治疗

1.饮食疗法

腹泻时进食和吸收减少，而肠黏膜损伤的恢复，发热时代谢旺盛，侵袭性肠炎丢失蛋白等因素使得营养需要量增加，如限制饮食过严或禁食过久常造成营养不良，并发酸中毒，以致病情迁延不愈影响生长发育。故应强调继续饮食，满足生理需要，补充疾病消耗，以缩短腹泻后的康复时间，应根据疾病的特殊病理生理状况、个体消化吸收功能和平时的饮食习惯进行合理调整。有严重呕吐者可暂时禁食4～6小时(不禁水)，待好转后继续喂食，由少到多，由稀到稠。病毒性肠炎多有继发性双糖酶(主要是乳糖酶)缺乏，对疑似病例可暂停乳类喂养，改为豆类、淀粉类代乳品或去乳糖配方奶粉以减轻腹泻，缩短病程。腹泻停止后逐渐恢复营养丰富的饮食，并每天加餐1次，共2周。

2.纠正水、电解质紊乱及酸碱失衡

(1)口服补液：世界卫生组织推荐的口服补液盐可用于预防和纠正腹泻轻、中度脱水而无明显周围循环障碍者。新生儿和有明显呕吐、腹胀、休克、心肾功能不全或其他严重并发症的患儿，不宜采用口服补液。使用过程中如发现眼睑水肿可改用白开水口服。①预防脱水：口服补液盐20～40 mL/kg，4小时内服完，以后随时口服，尽量多喝。2岁内小儿每1～2分钟喂约5 mL，年长儿用杯子频频小量喝水，如呕吐可暂停10分钟再喝。②纠正脱水：轻度脱水，较轻的中度脱水可采用口服补液。轻度脱水50 mL/kg，4小时内服完。中度脱水100 mL/kg，6小时以上服完。2岁内每隔1～2分钟喂1小勺(约5 mL)；年长儿频喝，每次10～20 mL。如果出现呕吐应注射艾茂尔等止吐药后再喂，可减慢喂水速度，如持续呕吐则停止口服补液，改为静脉滴注。4～6小时重新评估脱水情况，如脱水已纠正，仍然腹泻，应按预防脱水方案继续口服补液，如脱水加重或频吐应改为静脉补液。

也可按公式求得，即大概所需口服补液盐用量(mL)＝75(mL)×体重(kg)。

(2)静脉补液：适用于中度以上脱水或吐泻重或腹胀的患儿。第1天补液要补充累积损失的液体量、继续丢失的液体量及生理需要的液体量。①累积损失量：轻度脱水50 mL/kg，中度脱水50～100 mL/kg，重度脱水100～120 mL/kg，过婴儿期后累积损失量按上述量减少1/3～1/2。选择溶液种类：等渗性脱水用1/2张含钠液，低渗性脱水用等张或2/3张含钠液，高渗性脱水补1/5～1/3张含

钠液。继续损失量:在禁食情况下每天大便量为 10～40 mL/kg,一般用 1/2～1/3张含钠液。生理需要量:每天供热能 209.0～260.8 kJ/kg,水需要量为每天60～80 mL/kg,补 1/3 张含钠液维持。②快速扩容:适用于各种性质的脱水患儿伴有周围循环障碍者。采用 2:1 等张含钠液(如有严重酸中毒可用 1.4%碳酸氢钠代替)20 mL/kg,30～60 分钟内快速静脉滴注。继续输液:用以补足累积损失量,即累积损失量减去快速扩容量。如无明显周围循环障碍可不扩容,直接从本阶段开始补液,以 8～10mL/(kg·h)速度滴入;8～12 小时输完。维持补液:此时脱水已经纠正,此阶段补充继续损失生理需要量,于 12～16 小时滴完。如吐泻减轻可减少补液量或改为口服补液,用 1/3～1/2 张含钠液体。

(3)纠正酸中毒:需 5%碳酸氢钠毫升数=0.3×(-BE 值)×kg×1.7,提高 CO_2CP 4.46 mmol/L 需 1.4%碳酸氢钠 20 mL/kg 或 5%碳酸氢钠 5 mL/kg。

(4)补充钾:6 小时内有尿补钾,一般患儿按 3～4 mmol/(kg·d),有缺钾症状者 4～6 mmol/(kg·d),轻度脱水时可分次口服,每 4～6 小时 1 次,中度、重度脱水时静脉滴注或同时口服一部分,浓度为 0.2%～0.3%,钾总量应在 8 小时以上补完,一般补 4～6 天,严重缺钾适当延长。

3.补钙、补镁治疗

(1)补钙补液过程中如出现惊厥、手足抽搐,可用 10%葡萄糖酸钙 5～10 mL,用等量葡萄糖液稀释后静脉滴注。心力衰竭患儿在使用洋地黄制剂时应慎用。

(2)补镁在补钙后手足抽搐不见好转反而加重时要考虑低镁血症,可测定血镁浓度。同时用 25%硫酸镁,每次 0.2～0.4 mL/kg,深部肌内注射,每天 2～3 次,症状消失后停用。

4.药物治疗

(1)控制感染:①水样便腹泻患儿(在排除霍乱后,约占 70%)多为病毒及非侵袭性细菌所致,一般不用抗生素。如伴有明显中毒症状不能用脱水解释者,尤其是对重症患儿、新生儿、小婴儿和衰弱患儿(免疫功能低下)应选用抗生素治疗;②黏液、脓血便患儿(约占 30%)多为侵袭性细菌感染,应根据临床特点,针对病原经验性选用抗菌药物,再根据大便细菌培养和药敏试验进行调整。大肠埃希菌、空肠弯曲菌、耶尔森菌、鼠伤寒沙门菌所致感染常选用抗 G⁻杆菌的以及大环内酯类抗生素。金黄色葡萄球菌肠炎、伪膜性肠炎、真菌性肠炎应立即停用原使用的抗生素,根据症状可选用新青霉素、万古霉素、利福昔明、甲硝唑或抗真菌药物治疗。③寄生虫引起的腹泻:健康儿童不需要进行抗寄生虫治疗。

但是,症状严重者可酌情考虑。严重贾地鞭毛虫病例可以用甲硝唑、硝唑尼特、阿苯达唑或者磺甲尼立达唑治疗;隐孢子虫病主要发生在免疫低下儿童中,用硝唑尼特治疗;阿米巴性结肠炎应该用甲硝唑治疗。

(2)肠道微生态疗法:有助于恢复肠道正常菌群的生态平衡,抑制病原菌定植和侵袭,控制腹泻。常用布拉酵母、鼠李糖乳杆菌、双歧杆菌、嗜酸乳杆菌、需氧芽胞杆菌、蜡样芽胞杆菌制剂。益生元是一类消化性食物,在胃、小肠内不被消化吸收,到达结肠后被双歧杆菌发酵分解利用,能促进双歧杆菌的增长并激发其活性。常用者有寡果糖,也称双歧因子。

(3)肠黏膜保护剂:能吸附病原体和毒素,维持肠细胞的吸收和分泌功能,与肠道黏液糖蛋白相互作用可增强其屏障功能,阻止病原微生物的攻击,如蒙脱石粉。

(4)抗分泌治疗:脑啡肽酶抑制剂消旋卡多曲可以通过加强内源性脑啡肽来抑制肠道水、电解质的分泌,治疗分泌性腹泻。

(5)避免用止泻剂,如洛哌丁醇可抑制胃肠动力,增加细菌繁殖和毒素的吸收,对于感染性腹泻有时是很危险的。

(6)补锌治疗:腹泻患儿补锌可减少腹泻的持续时间和严重程度,能潜在阻止部分腹泻病的复发。除了能有效缩短病程和降低发病率,补锌及应用口服补液盐增多,同时减少了抗菌药物的应用。世界卫生组织及联合国儿童基金会建议,对于急性腹泻患儿,应每天给予元素锌 20 mg(>6 个月),6 个月以下婴儿每天 10 mg,疗程为 10~14 天。元素锌 20 mg 相当于硫酸锌 100 mg,葡萄糖酸锌 140 mg。

(二)迁延性和慢性腹泻治疗

因迁延性和慢性腹泻常伴有营养不良和其他并发症,病情较为复杂,必须采取综合治疗措施。积极寻找引起病程迁延的原因,针对病因进行治疗,切忌滥用抗生素,避免顽固的肠道菌群失调。预防和治疗脱水,纠正电解质及酸碱平衡紊乱。此类患儿多有营养障碍,继续喂养对促进疾病恢复,如肠黏膜损伤的修复、胰腺功能的恢复、微绒毛上皮细胞双糖酶的产生等是必要的治疗措施。

(1)调整饮食:应继续母乳喂养。人工喂养儿应调整饮食,保证足够热量。

(2)双糖不耐受患儿由于有不同程度的原发性或继发性双糖酶缺乏,食用含双糖(包括蔗糖、乳糖、麦芽糖)的饮食可使腹泻加重,其中以乳糖不耐受最多见,治疗宜采用去双糖饮食,如采用豆浆或去乳糖配方奶粉。

（3）过敏性腹泻的治疗：如果在应用无双糖饮食后腹泻仍不改善时，应考虑食物过敏（如对牛奶或大豆蛋白过敏）的可能性，应回避过敏食物或水解蛋白配方饮食。

（4）要素饮食：是肠黏膜受损伤患儿最理想的食物，是由氨基酸、葡萄糖、中链甘油三酯、多种维生素和微量元素组合而成。应用时的浓度和量视患儿临床状态而定。

（5）静脉营养：少数患儿不能耐受口服营养物质者，可采用静脉高营养。推荐方案为：脂肪乳剂每天 2～3 g/kg，复方氨基酸每天 2～3 g/kg，葡萄糖每天 12～15 g/kg，电解质及多种微量元素适量，液体每天 120～150 mL/kg，热量每天 50～90 cal/kg。好转后改为口服。

（6）药物治疗：抗生素仅用于分离出特异病原的感染患儿，并根据药物敏感试验选用。补充微量元素和维生素：如锌、铁、烟酸、维生素 A、B_{12}、B_1、C 和叶酸等，有助于肠黏膜的修复。应用微生态调节剂和肠黏膜保护剂。

（7）中医辨证论治有良好疗效，并可配合中药、推拿、捏脊、针灸和磁疗等。

六、预防

（1）合理喂养，提倡母乳喂养，及时添加辅助食品，每次限一种，逐步增加，适时断奶。人工喂养者应根据具体情况选择合适的代乳品。

（2）积极防治营养不良；对于生理性腹泻的婴儿应避免不适当的药物治疗、同时注意避免由于婴儿便次多而怀疑其消化能力，而不按时添加辅食。

（3）养成良好的卫生习惯，注意乳品的保存和奶具、食具、便器、玩具和设备的定期消毒。

（4）感染性腹泻患儿，尤其是大肠埃希菌、鼠伤寒沙门菌、轮状病毒肠炎的传染性强，集体机构如有流行，应积极治疗患儿，做好消毒隔离工作，防止交叉感染。

（5）避免长期滥用广谱抗生素，对于即使没有消化道症状的婴幼儿，在因败血症、肺炎等肠道外感染必须使用抗生素，特别是使用广谱抗生素时，也应加用微生态制剂，防止由于难治性肠道菌群失调所致的腹泻。

（6）轮状病毒肠炎流行甚广，接种疫苗为理想的预防方法，口服疫苗国内已有应用，但持久性尚待研究。

第三节 肠套叠

肠套叠是指一部分肠管及其肠系膜套入与其相连的肠腔内,并导致肠内容物通过障碍,主要症状包括腹痛(小儿阵发性哭闹)、呕吐、腹胀、腹部腊肠样包块、粉红色、果酱样或血性大便等。临床上常见的是急性肠套叠,慢性肠套叠一般为继发性。急性肠套叠最多见于婴儿期,以4~10个月婴儿多见,2岁以后随年龄增长发病逐年减少。肠套叠一年四季均有发病可能,以春末夏初发病率最高,可能与上呼吸道感染及病毒感染有关。在我国发病率较高,占婴儿肠梗阻的首位。在大多数婴儿中,肠套叠是由回肠通过回盲瓣套入盲肠引起的。由于肠套叠限制了相应肠段的血液供应,如果肠套叠不能及时缓解,就会引起血运障碍甚至发生肠穿孔,同时未经治疗的肠套叠很可能是致命的。

一、病因和发病机制

肠套叠发病原因尚不十分明确,目前可分为原发性和继发性两大类。

(一)原发性(急性)肠套叠

可能与小儿胃肠功能发育不健全,饮食改变,如添加辅食时间过早、早期添加量过大、肠道感染等多种原因有关。末端回肠淋巴组织增生可导致发病,因小儿回盲部系膜固定不完善,移动度较大,易引起复杂性肠套叠;且该部位血供差,容易较早期发生肠壁缺血坏死。另外,已有研究认为轮状病毒与肠套叠有密切关系,肠道病毒感染后引起肠蠕动不协调及功能紊乱。

(二)继发性(慢性)肠套叠

少部分病例为继发性肠套叠,多见于3岁以上儿童,多有明显的机械因素,如梅克尔憩室、腹型过敏性紫癜所致的肠壁水肿、肿瘤、肠息肉、肠重复畸形等。由于年长儿肠管较粗大,肠套叠时不易造成完全性肠梗阻,且有可能自行松解整复,故症状不典型,病程长,一旦套叠较紧则整复较为困难,也易复发。

二、临床表现

小儿肠套叠分为婴儿肠套叠(<1岁)和儿童肠套叠,临床上以前者多见。

(一)婴儿肠套叠

为原发性肠套叠,临床特点如下。

1.阵发性哭吵

常见既往健康肥胖的婴儿，突然出现阵发性有规律的哭闹，持续 10～20 分钟，伴有手足乱动、面色苍白、拒食、异常痛苦表现，然后有 5～10 分钟或更长时间的暂时安静，如此反复发作。此种阵发性哭闹与肠蠕动间期相一致，由于肠蠕动将套入肠段向前推进，肠系膜被牵拉，肠套叠鞘部产生强烈收缩而引起的剧烈疼痛，当蠕动波过后，患儿即转为安静。肠套叠晚期合并肠坏死和腹膜炎后，患儿表现萎靡不振，反应低下。

2.呕吐

初为奶汁及乳块或其他食物，以后转为胆汁样物，1～2 天后转为带臭味的肠内容物，提示病情严重。

3.腹部包块

在 2 次哭闹的间歇期检查腹部，可在右上腹肝下触及腊肠样、稍活动并有轻压痛的包块，右下腹一般有空虚感，肿块可沿结肠移动，严重者可在肛门指诊时，在直肠内触到子宫颈样肿物，即为套叠头部。

4.果酱样血便

婴儿肠套叠发生血便者达 80% 以上，为首要症状就诊，多在发病后 6～12 小时排血便，早者在发病后 3～4 小时即可出现，为稀薄黏液或胶冻样果酱色血便，数小时后可重复排出。

5.肛门指诊

有重要临床价值，有些来诊较早患儿，虽无血便排出，但通过肛门指诊可发现直肠内有黏液血便，对诊断肠套叠极有价值。

6.全身状况

依就诊早晚而异，早期除面色苍白，烦躁不安外，营养状况良好。晚期患儿可有脱水，电解质紊乱，精神萎靡不振、嗜睡、反应迟钝。发生肠坏死时，有腹膜炎表现，可出现中毒性休克等症状。

(二)儿童肠套叠

儿童肠套叠临床症状与婴儿肠套叠相比较，症状不典型。起病较为缓慢，多表现为不完全性肠梗阻，肠坏死发生时间相对比较晚。患儿也有阵发性腹痛，但发作间歇期较婴儿为长，呕吐较少见。据统计儿童肠套叠发生便血者只有 40% 左右，而且便血往往在套叠后几天才出现，或者仅在肛门指诊时指套上有少许血迹。儿童较合作时，腹部查体多能触及腊肠型包块。很少有严重脱水及休克表现。

三、检查

(一)腹部超声

腹部超声为常用检查方法,可以通过肠套叠的特征性影像协助临床确定诊断。超声探查腹部时重点在右下腹、回盲部、结肠肝区及脾区。发现有可疑声像时应多个方向探查分辨。肠套叠的声像图表现:横断见环状低回声区包绕高低相间的混合回声区或呈一致性高回声的圆形中心,即"同心圆"征;纵切:声像与横切类似,其套入端呈圆头结构周围为低回声区,即"套筒"征,近端肠腔扩张。

(二)空气(或钡)灌肠

空气(或钡)灌肠可以在明确诊断的同时进行复通整复。在空气灌肠前先做腹部正侧位全面透视检查,观察肠内充气及分布情况。注气后可见在套叠顶端有致密软组织肿块呈半圆形,向结肠内突出,气体前端形成明显杯口影,有时可见部分气体进入鞘部形成不同程度钳状阴影。钡灌肠时,套入部背端呈杯口状,杯口朝向近侧;少量钡剂进入鞘部呈弹簧状或套环状改变,钡剂不易通过套叠处,随着压力增加而逐渐推进。

四、诊断与鉴别诊断

当患儿出现阵发性哭闹不安(病变段邻近正常肠管蠕动时腹痛)、呕吐、果酱样血便,腹部检查触到腊肠样包块时,即可确定诊断。但临床有 10%～15% 病例来院就诊时缺乏急性肠套叠的典型表现或只有其中 1～2 个症状,此时应仔细检查腹部是否可触及包块,右下腹是否有空虚感,肛门指诊观察指套上是否有果酱样黏液便,以便进一步确诊。对 2 岁以下婴幼儿,特别是肥胖儿,突然出现可疑症状,排除嵌顿性斜疝后,尽管未出现血便或因种种原因未触及肿块,仍应高度怀疑肠套叠,必要时做腹部超声等辅助检查,协助诊断。肠套叠的误诊率很高,往往误诊为菌痢、肠炎、急性坏死性肠炎、低钾性肠麻痹、过敏性紫癜等;超声诊断肠套叠应与闭孔疝、肠重复畸形合并肠套叠、单纯性阑尾炎鉴别。

五、治疗

小儿急性肠套叠分非手术疗法和手术疗法两种。

(一)非手术疗法

在非手术疗法中有空气灌肠、钡灌肠和 B 超下水压灌肠复位疗法,其中空气灌肠复位已被长期广泛应用。

1.灌肠疗法的适应证

肠套叠在 48 小时内,全身情况良好,腹部不胀,无明显脱水及电解质紊乱。

2.禁忌证

(1)病程已超过 48 小时,全身情况差,如有脱水、精神萎靡、高热、休克等症状者,对 3 个月以下婴儿尤应注意。

(2)高度腹胀,腹部腹膜刺激征者且 X 线腹部平片可见多数液平面。

(3)套叠头部已达脾曲,肿物硬而且张力大者。

(4)多次复发疑有器质性病变者。

(5)小肠型肠套叠。

3.方法

B 超监视下水压灌肠、空气灌肠、钡剂灌肠复位。

4.灌肠复位成功的表现

(1)拔出肛管后排出大量带臭味的黏液血便和黄色粪水。

(2)患儿很快入睡,不再哭闹及呕吐。

(3)腹部平软,触不到原有的包块。

(4)灌肠复位后给予 0.5~1 g 活性炭口服,6~8 小时后有炭末排出,表示复位成功。

空气灌肠复位肠套叠:采用自动控制压力的结肠注气机,肛门插入 Foley 管,肛门注入气体后即见肠套叠肿块各种影像,逐渐向回盲部退缩,直至完全消失,此时可闻及气过水声,腹部中央突然隆起,可见网状或圆形充气回肠,说明肠套已复位。空气灌肠复位率可达 95% 以上。对于首次灌肠失败且一般情况好的患儿,可进行二次灌肠整复,尽量避免患儿受手术创伤。

空气灌肠复位并发症:严重并发症为结肠穿孔,透视下出现腹腔"闪光"现象,即空气突然出现充满整个腹腔,立位见膈下游离气体。拔出肛管无气体自肛门排出。患儿呼吸困难,心跳加快,面色苍白,病情突然恶化。应立即用消毒针在剑突和脐中间刺入排出腹腔内气体。

(二)手术疗法

手术治疗指征如下。

(1)肠套叠经空气加压灌肠等非手术复位未成功者。

(2)发病超过 24~48 小时,临床疑有肠坏死者。

(3)复发性肠套叠,尤其发生于儿童者。

手术前应纠正脱水和电解质紊乱,禁食水、胃肠减压,必要时采用退热、吸氧、备血等措施。麻醉多采用全麻气管插管。较小婴儿可采用上腹部横切口,若经过灌肠已知肠套叠达到回盲部,也可采用麦氏切口。开腹后显露肠套叠包块,检查有无肠坏死。如无肠坏死,用压挤法沿结肠框进行肠套叠整复。肠套叠复位后要仔细检查肠管有无坏死,肠壁有无破裂,肠管本身有无器质性病变等。如无上述征象,切除阑尾,将肠管纳入腹腔,按层缝合腹壁。对不能复位及肠坏死的病例,应行坏死肠段切除吻合术。胸腹部手术术后均有继发肠套叠可能。患儿术后出现肠梗阻表现时,往往首先考虑绞窄性肠梗阻,因此很少在再次探查术前明确肠套叠诊断。大多术后肠套叠发生于术后 1 个月内,平均 10 天左右。造影检查有助于诊断,可表现为小肠梗阻。术后肠套叠多为回回型,需手术复位,但无须肠切除。

六、预后

婴幼儿原发性回结型肠套叠如能早期诊断,早期应用灌肠复位均可治愈。如病程超过 1～2 天尤其是已有严重脱水、中毒或休克等症状,多需手术复位或肠切除,其病死率显著提高,达 2%～5%。

第四节　炎症性肠病

炎症性肠病是指原因不明的一组非特异性慢性胃肠道炎症性疾病,包括溃疡性结肠炎、克罗恩病和未定型结肠炎。近年来,儿童炎症性肠病发病率有上升趋势,严重影响着本病患儿的生长发育和生活质量。炎症性肠病特别是克罗恩病多在青少年期起病,据统计 20%～30% 炎症性肠病在儿童期就被诊断。儿童炎症性肠病患儿的临床表现多以初发型为主,发病年龄越小,症状越严重。

一、病因和发病机制

炎症性肠病病因与发病机制至今仍未完全明确,但公认是遗传、环境及免疫等多种因素综合作用的结果。目前认为其发病机制是由大量肠道细菌诱发的过度肠黏膜免疫反应,在具有遗传易感性的人群中导致肠黏膜损伤。

(一)遗传因素

流行病学资料表明,本病发病呈明显种族差异和家族聚集性。不同种族人群中炎症性肠病发病率存在较大差异,其中白种人发病率最高,其次为美洲黑人,亚洲人种发病率最低。随着免疫学、遗传学、分子生物学的迅速发展,特别是全基因组关联研究、基因芯片等技术的应用,目前已经发现多达 40 个基因位点与克罗恩病易感性有关,至少 17 个基因位点与溃疡性结肠炎易感性有关。

(二)环境因素

工业化国家儿童炎症性肠病的发病率高于非工业化国家,城市儿童的发病率高于农村和山区,迁居欧美的亚洲移民及其后代的炎症性肠病易感性明显增加,提示各种环境因素如感染、吸烟、饮食、肠道菌群、居住地气候等均可能参与了炎症性肠病的发病。

(三)免疫因素

肠黏膜上皮细胞、基质细胞、肥大细胞、内皮细胞等与免疫细胞间相互作用,调节肠黏膜免疫的动态平衡,维持肠黏膜结构的稳定。上述的相互作用失调,即可造成组织损伤和慢性炎症,导致炎症性肠病发生。中性粒细胞、巨噬细胞、T 细胞和 B 细胞等免疫细胞释放的抗体、细胞因子和炎症介质均可引起组织破坏和炎性病变。

二、病理

溃疡性结肠炎主要累及结肠及直肠,偶尔累及回肠末端,也可能累及阑尾,极少累及上消化道,病变呈弥漫性、连续性分布,多位于黏膜层,浆膜层无明显异常。镜下为非特异性炎症,多局限于黏膜层及黏膜下层,固有层内可见淋巴细胞、浆细胞、单核细胞浸润,急性期常伴有多量中性粒细胞及嗜酸性粒细胞浸润。腺体破坏是该病的重要特征,肠黏膜隐窝处多见隐窝脓肿形成,腺体上皮细胞坏死、腺体破坏,同时杯状细胞减少,潘氏细胞化生,腺上皮增生,核分裂增多。

克罗恩病可侵犯整个消化道,最常累及末端回肠,病变呈节段性分布。镜下可见单核细胞、浆细胞、嗜酸性粒细胞、肥大细胞、中性粒细胞等急、慢性炎症细胞浸润肠壁全层,有时形成裂隙样溃疡,上皮样细胞及多核巨细胞形成非干酪样坏死性肉芽肿,黏膜下层水肿,淋巴管、血管扩张,部分血管周围可见粗大、扭曲的神经纤维,神经节细胞增生,伴有纤维组织增生。

三、临床表现

溃疡性结肠炎和克罗恩病共同临床特征:两者多呈亚急性或慢性起病,也有部分以急性暴发型起病者。均可表现有腹胀、腹痛、腹泻;大便呈黏液稀便、黏膜脓便或脓血便,甚至血水样便,可伴有里急后重。可以出现有不同程度发热及各种肠外表现,如关节炎、强直性脊柱炎、皮疹、虹膜睫状体炎等。病程较长或反复发作对患儿营养和生长发育造成很大影响。两者都可能有肠出血、肠狭窄、肠梗阻、肠穿孔等并发症。

溃疡性结肠炎和克罗恩病的不同临床特点:克罗恩病患儿因常累及回盲部,腹痛多在右下腹,多表现为绞痛或痉挛性锐痛,呈阵发性发作,绞痛多发生在餐后。可以出现便秘与腹泻交替现象。因为累及小肠的消化吸收功能,对生长发育影响更明显。早期病例容易误诊为阑尾炎,迁慢过程又容易误诊为肠结核。与成人不同,儿童克罗恩病患儿因病程短,很少有腹部包块形成,但可有肛周病变,包括肛门直肠周围瘘管、脓肿形成、肛裂及皮赘等病变。溃疡性结肠炎患儿的肠道损害多先出现在远端结肠和乙状结肠,因此腹痛多在左下腹,以持续性隐痛或钝痛为主要特征,腹泻后腹痛可缓解。大便多呈黏液或脓血,甚至血水样便,伴里急后重多见,容易误诊为痢疾或感染性结肠炎。

四、辅助检查

(一)实验室检查

包括全血细胞计数、血沉、C反应蛋白、人血清蛋白等。活动期白细胞计数可升高,C反应蛋白可升高,血沉可加快。严重或病情持续病例人血清蛋白下降。粪便常规与培养对非炎症性肠病的肠道感染可起鉴别作用。血清标志物:抗中性粒细胞胞质抗体和抗酿酒酵母抗体分别为溃疡性结肠炎和克罗恩病的相对特异性抗体,有助于溃疡性结肠炎和克罗恩病的诊断和鉴别诊断。

(二)胃肠道内镜检查

疑似炎症性肠病患儿就诊时均应完善全面的内镜检查及活检,包括食管胃十二指肠镜和结肠镜检。小肠镜检查对发生在小肠的克罗恩病有独特的诊断价值。胶囊内镜也可用于年长儿观察小肠克罗恩病,但缺点是不能活体组织检查。

(三)X线钡剂灌肠检查

胃肠钡剂造影和气钡双重造影可显示炎症性肠病病变以及肠管的狭窄、僵硬和内瘘。克罗恩病时可见黏膜呈鹅卵石样改变、溃疡、小肠袢分离、病变呈跳跃性节段性分布。

(四)腹部CT扫描

可以发现节段性肠壁增厚(肠壁>3 mm);肠壁强化显示为多层,或肠壁分为两层伴有显著黏膜强化和黏膜下低密度现象;肠系膜血管呈扭曲,扩张,增多;

肠系膜淋巴结肿大;并发症如瘘管、窦道、脓肿、肠穿孔、狭窄等。

(五)MRI 或 MRI 双重造影

以气体和等渗液体扩张肠道,并静脉注射钆剂增强,使肠腔内、肠壁和肠腔外的结构得以显示。MRI 具有极好的对比、多平面成像和无辐射的特点,在儿童克罗恩病的诊断中得到越来越多的应用。

五、诊断和鉴别诊断

对于腹痛、腹泻、便血和体重减轻等症状持续 4 周至 6 个月,类似症状反复发作 2 次以上的患儿,临床上应高度怀疑炎症性肠病,结合患儿的肠外表现、实验室检查、内镜检查、病理检查、影像学检查等作出诊断。由于本病治疗上的特殊性,需与下述疾病相鉴别。

(一)肠结核

回盲部肠结核与克罗恩病鉴别相当困难。肠镜下两病无特征性区别,一般来说,纵行溃疡多见于克罗恩病,而横向溃疡多见于结核。肠结核不常见瘘管及肛周病变。对鉴别有困难者,建议先行诊断性抗结核治疗。

(二)急性阑尾炎

起病急,病史短,腹泻少见,常有转移性右下腹痛,血常规白细胞计数增高更为显著。

(三)其他

如慢性细菌性痢疾、阿米巴肠炎、出血坏死性肠炎、腹型过敏性紫癜、白塞病、肠道淋巴瘤等,在鉴别诊断中也需考虑。

六、治疗

儿童炎症性肠病治疗目标与成人一致:诱导并维持临床缓解及黏膜愈合,防治并发症,改善患儿生存质量,并尽可能减少对患儿生长发育的不良影响。

(一)营养支持

炎症性肠病患儿的发病高峰年龄是儿童生长发育的关键时期,除了生长发育对营养物质的需求量增加之外,炎症性肠病患儿常有食欲下降、营养物质吸收障碍和丢失增多等现象,营养治疗是炎症性肠病治疗的重要措施之一。在轻中度儿童克罗恩病的诱导缓解中,尤其强调营养治疗的重要性。有研究显示全肠内营养甚至可以取代激素治疗用于克罗恩病的诱导缓解。

(二)药物治疗

1.氨基水杨酸类药物

5-氨基水杨酸是临床治疗炎症性肠病并预防其复发的最常用药物之一,具有抑制局部炎症、清除自由基和抑制免疫反应等作用。儿童 5-氨基水杨酸类药物常用剂量为:艾迪莎每天 $20\sim30$ mg/kg,分 $2\sim3$ 次服用;颇得斯安每天 $30\sim50$ mg/kg,分 $2\sim3$ 次服用;安萨科每天 $30\sim50$ mg/kg,分 $2\sim3$ 次使用。5-氨基水杨酸口服和/或直肠给药,是目前轻中度溃疡性结肠炎患儿诱导缓解以及维持治疗的一线药物。5-氨基水杨酸用于克罗恩病患儿的诱导及缓解治疗尚存争议。目前认为,对于儿童轻度或轻中度回肠克罗恩病、回结肠克罗恩病及结肠克罗恩病的患儿可选择 5-氨基水杨酸,剂量与溃疡性结肠炎患儿相同。

2.糖皮质激素

可以通过降低毛细血管通透性,稳定细胞膜,减少白三烯、前列腺素及血栓素等炎症因子的释放,抑制炎症反应,从而缓解临床症状,有效控制急性活动性炎症。一般适用于炎症性肠病急性发作期且足量 5-氨基水杨酸治疗无效时,通常不用于维持缓解治疗。儿童泼尼松口服从高剂量每天 $40\sim60$ mg 开始,症状改善后,逐渐减少用量,直到彻底停药。其他还可采用氢化可的松每天 10 mg/kg 或甲泼尼松龙每天 $1\sim1.5$ mg/kg 静脉给予。炎症性肠病患儿不宜长期接受糖皮质激素治疗,部分患儿对激素有依赖性,逐渐减量时,有些患儿的症状会复发,尤其是发病年龄早的患儿。

3.免疫调节剂

临床常用硫代嘌呤包括 6-巯基嘌呤、硫唑嘌呤、甲氨蝶呤、钙依赖磷酸酶抑制剂(环孢素用于溃疡性结肠炎,他克莫司用于克罗恩病)等。硫代嘌呤能减少克罗恩病患儿术后临床和内镜检查复发,但起效较慢,不作为急性治疗用药,初次给药 3 个月左右见效。因此中重度克罗恩病患儿治疗早期即应考虑该药的应用。硫代嘌呤和甲氨蝶呤适用于以下情况。

(1)氨基水杨酸类难以维持缓解时。

(2)氨基水杨酸及糖皮质激素类药物治疗无效或效果不佳。

(3)克罗恩病复发糖皮质激素治疗后替代用药,用于激素依赖病例的维持缓解及激素撤药。

(4)减轻或消除炎症性肠病糖皮质激素依赖。

(5)瘘管治疗首选。

硫唑嘌呤剂量 $1.5\sim2.0$ mg/(kg·d),6-巯基嘌呤剂量为 $0.75\sim1.50$ mg/(kg·d)。

常见的不良反应有骨髓抑制、肝功能损害和胰腺炎等。所以初次用药一般从1/3或1/2量开始,4周左右逐渐增加到足剂量,期间需监测血常规和肝功能。

4.生物治疗

研究认为炎症性肠病患儿全肠外营养-α表达水平增高在疾病过程中起重要作用,故针对全肠外营养-α表达过程的生物治疗,如英夫利昔单抗已应用于临床,其效果已获得大量临床研究证实,认为是目前诱导和维持缓解克罗恩病最有效的药物。英夫利昔单抗适用于以下情况。

(1)常规糖皮质激素或免疫抑制药物治疗无效的中重度活动性克罗恩病或溃疡性结肠炎患儿。

(2)传统治疗如抗生素、外科引流和/或免疫抑制药物治疗无效的瘘管型克罗恩病患儿。

本品用于炎症性肠病患儿的初始剂量为 5 mg/kg,在第 0、2、6 周给予作为诱导缓解;3 剂无效者不再继续使用本品。有效者随后每隔 8 周给予相同剂量做长程维持治疗。目前尚无足够资料提出何时可以停用英夫利昔单抗。英夫利昔单抗的不良反应为可增加感染、肿瘤和免疫反应的发生率。

5.抗生素

甲硝唑和环丙沙星为克罗恩病治疗中最常用的抗生素。有严重感染者(并发有腹腔、盆腔脓肿)应给予广谱抗生素积极抗感染治疗。甲硝唑用法:15 mg/(kg·d),每天 2 次;环丙沙星用法:20 mg/(kg·d),每天 2 次,最大剂量400 mg/d。

6.其他

还有将益生菌,沙利度胺(反应停)等用于本病治疗的报道。沙利度胺具有免疫抑制和免疫刺激的双重作用,能抑制单核细胞产生全肠外营养-α 及 IL-12,改变黏附分子的水平,从而影响炎症组织的自细胞外渗并抑制炎性反应,此外还具有抗血管生成及抑制氧自由基等作用。

(三)手术治疗

1.急诊手术

当炎症性肠病患儿出现危及生命的并发症,如肠穿孔、顽固性出血或中毒性巨结肠,而药物治疗无效者应及时手术。

2.择期手术

内科治疗后症状顽固不缓解、长期药物治疗不能耐受者或者出现难治性瘘管和窦道等情况时。

(四)心理辅导

炎症性肠病患儿常伴有情绪低落、抑郁、自我评价降低等心理问题,进而影响其社会功能。长期疾病的困扰、糖皮质激素治疗的不良反应、生长发育迟缓及青春期延迟对儿童青少年心理均产生较大的影响。因此在积极治疗原发病的同时,应尽量减轻患儿的心理负担,必要时寻求心理科医师的帮助。

儿童炎症性肠病治疗需要一个专业的治疗团队协同完成,包括儿科、儿外科、营养科、心理科、专业护理队伍(如瘘管的特殊护理)以及成人消化科(后继治疗)医师等。在这个专业团队的共同努力下,才能确保炎症性肠病患儿的最佳预后。

第五节 食物过敏性胃肠疾病

食物过敏是指机体对食物变应原产生的不良免疫反应,可累及胃肠道、皮肤和呼吸道等。食物过敏是儿童时期引起机体变态反应最主要的原因,其中食物过敏累及消化系时常表现为溢乳、呕吐、腹痛、腹泻、消化道出血等,可合并肠道蛋白丢失、生长发育迟缓,这些症状可突然发生,可能很轻微,也可能非常严重甚至危及生命。

由于食物过敏的诊断标准尚不明确,缺少大样本的流行病学调查,口服食物激发的双盲安慰剂对照试验难以开展等多种原因,目前缺乏食物过敏的确切流行病学资料。欧美国家资料显示,婴幼儿食物过敏的发生率约为6%,我国尚无大样本临床资料,但是食物过敏的发病率确实有逐年上升的趋势。

一、病因

由于地区、种群、文化、饮食习惯及个体的差异,引起食物过敏的变应原在不同人群和个体中各不相同。儿童的变应原来源于牛奶、鸡蛋、花生、坚果、豆类、谷类、鱼类及贝壳类,其中牛奶蛋白最常见。

二、发病机制

食物过敏可根据发病机制中是否涉及 IgE 而分为 3 型:IgE 途径介导的食物过敏、IgE 和细胞途径共同介导的食物过敏以及非 IgE 途径介导的食物过敏。

（一）IgE 途径介导的食物过敏

对食物过敏性胃肠病的发生起重要作用，其机制分为食物致敏阶段、激发阶段和效应阶段。

1.致敏阶段

食物变应原经消化道摄入进入机体后，诱导食物变应原特异性 B 细胞产生 IgE 抗体应答，IgE 以 Fc 段与肥大细胞和嗜碱性粒细胞表面相应的 FcεRI 结合，形成致敏靶细胞，导致体内处于对食物变应原的致敏状态。

2.激发阶段

当相同的食物变应原再次经消化道进入机体后，可通过与已经结合在靶细胞上的 IgE 发生特异反应。当食物抗原与致敏的靶细胞表面两个以上 IgE 抗体结合后，与膜表面 FcεRI 交联，在 Ca^{2+} 存在条件下诱导靶细胞脱颗粒，释放及合成生物活性介质，如前列腺素、白三烯、细胞因子（IL-4、IL-13）和血小板活化因子等。

3.效应阶段

生物活性介质作用于口腔、胃肠道和其他效应组织，引起消化道或全身变态反应。轻者表现为恶心、呕吐、腹泻、腹痛，严重者表现为过敏性休克。

（二）IgE 途径和细胞共同介导的食物过敏以及非 IgE 途径介导的食物过敏

目前来说，由于食物过敏性胃肠病的诊断标准尚未统一，且缺乏大样本临床双盲对照试验等原因，这两型的发病机制仍不明确。

三、临床表现

牛奶蛋白是婴幼儿及儿童最主要的食物变应原，且一半以上婴幼儿及儿童对牛奶蛋白过敏是非 IgE 介导的，50％以上的牛奶蛋白过敏症状仅限于胃肠道。根据不同的发病机制，食物过敏性胃肠疾病的临床表现各异，但有一定的交叉。

（1）IgE 途径介导的食物过敏性胃肠病。

（2）IgE 和细胞途径共同介导的食物过敏性胃肠病：主要有胃肠道过敏症。急性起病，患儿在进食某种食物后数分钟至 1 小时内，出现恶心、呕吐、腹痛、腹泻等症状，通常伴随皮肤过敏和哮喘，甚至过敏性休克的表现。常见的变应原为牛奶、鸡蛋、大豆、花生、海鲜等。主要是嗜酸性胃肠道紊乱。包括嗜酸性粒细胞性食管炎、嗜酸性粒细胞性胃炎和嗜酸性粒细胞性肠炎，可发生于任何年龄，多见于成人及年长儿。这类疾病的特征是食管、胃或小肠壁有嗜酸性粒细胞浸润，常有外周血嗜酸性粒细胞增多。嗜酸性粒细胞浸润累及食管、胃或小肠的黏膜、肌层和/或浆膜层,患儿常表现餐后恶心、呕吐、腹痛及间歇性腹泻,偶有大便带血,婴幼儿有生长发育停滞。肌层浸润导致胃和小肠变厚和僵硬,临床可出现阻塞征象。浆膜下层浸润一般表现为嗜酸性粒细胞性腹水。通常为多重食物过敏,如牛奶、鸡蛋、大豆、谷类及鱼类等。

(3)非 IgE 途径介导的食物过敏性胃肠病:包括食物蛋白诱导的小肠结肠炎综合征、食物蛋白诱导的直肠结肠炎、食物蛋白诱导的肠病。这类胃肠道过敏症的症状局限于胃肠道,病程呈亚急性或慢性,变应原最常见为牛奶蛋白、大豆蛋白和谷物,自然病程 1～3 年。

食物蛋白诱导的小肠结肠炎综合征多发生于新生儿期和婴儿早期,最初发病的平均年龄在 5.5 个月左右。表现为反复腹泻、呕吐、精神萎靡,常伴生长迟缓,过敏食物回避后再接触则在 2 小时内重新出现呕吐、腹泻,甚至低血压。主要过敏食物有牛奶、大豆、大米,多见于配方奶喂养的婴幼儿,目前还没有关于纯母乳喂养婴幼儿发生食物蛋白诱导的小肠结肠炎综合征的报道,也没有在母乳中发现能引起食物蛋白诱导的小肠结肠炎综合征的变应原,提示母乳喂养对食物蛋白诱导的小肠结肠炎综合征有重要的保护作用。

食物蛋白诱导的直肠结肠炎好发于新生儿及婴儿期,主要临床表现为少量血便、黏液及可能伴有腹泻,患儿其余表现正常。与食物蛋白诱导的小肠结肠炎综合征比较而言,食物蛋白诱导的直肠结肠炎很少出现系统症状,如生长迟缓或体重不增等。临床预后良好。

食物蛋白诱导的肠病主要表现为慢性腹泻及生后数月内体重不增,有些患儿会出现轻中度贫血及低蛋白血症。该病的临床特点类似于乳糜泻,但克罗恩病不包含在该型内。

四、诊断

详尽的病史资料有助于食物过敏的诊断,包括症状的表现特征、摄食的时间与症状发生的关系、类似症状是否重复出现等。由于 IgE 介导的食物过敏症状多在进食后短时间内发生,且症状常常累及多个器官,因此病史资料对这一类食物过敏的诊断更有意义。相对来说,由于食物蛋白诱导的小肠结肠炎的临床症状一般在数小时甚至数天后才出现,因此,病史资料的诊断价值仅提供线索与参考。

目前认为,新生儿及小婴儿食物过敏性腹泻除了嗜酸性胃肠道紊乱涉及IgE 和细胞混合介导之外,其余的与血清总 IgE 和食物特异性 IgE 的相关性较小,皮肤点刺试验及血清总 IgE、食物特异性 IgE 测定结果阳性有助于诊断,但蛋白的交叉反应会产生假阳性,而阴性患儿也不能完全排除食物过敏的可能。此外,对非 IgE 介导的迟发型反应,这几种检测结果常呈阴性。

目前,国内外公认的食物过敏诊断的金标准仍然是安慰剂对照、双盲的口服食物激发试验。但该试验必须在有充分的专业人员和设施准备的条件下进行,能够及时应对严重变态反应,如低血压、休克等,因此还难以广泛开展。另外,食物回避也是诊断部分食物过敏的有效方法,特别是对那些具过敏性嗜酸性粒细胞性胃肠道症状、但皮肤点刺试验及食物特异性 IgE 测定不能找出变应原的患儿。如果回避疑似变应原的食物 6 周后患儿相应症状好转甚至消失,可诊断为该食物过敏。

对于婴幼儿,出现不能用感染、外科急腹症、先天性遗传代谢病等器质性疾病解释的反复突发性呕吐、腹泻、面色苍白、昏睡等,而近期或数小时内又有同类食物摄入者,在鉴别诊断时应考虑食物蛋白诱导的小肠结肠炎综合征;对一般情况良好的、纯母乳或合并配方乳喂养儿,突发黏液稀便、带血,除考虑感染等病因外,应常规考虑食物蛋白诱导的直肠结肠炎的可能性;父母(尤其是母亲)具特应性体质及食物过敏史有助于食物蛋白诱导的小肠结肠炎综合征的诊断;怀疑食物蛋白诱导的直肠结肠炎时,去除母乳和患儿食物中牛乳蛋白后 48～72 小时内症状缓解,则有助于诊断。另外,食物过敏腹泻患儿的受累肠腔和黏膜组织病理有不同于其他特异和非特异肠炎的表现,条件允许时可行直肠结肠镜检查帮助诊断。

五、治疗

(一)食物过敏的"自愈"

随着年龄的增长,患儿胃肠道日益发育成熟,或者是长期回避某种变应原后形成免疫耐受,过敏症状可以随着年龄的增长而日趋缓解。

(二)饮食管理

食物回避仍是食物过敏的主要治疗手段。世界卫生组织推荐婴儿出生后 4～6 个月应该母乳喂养,避免接触固体食物,哺乳期母亲回避高风险食物以预防过敏性疾病。不能保证母乳者则用蛋白水解配方乳。对牛奶蛋白过敏的婴幼儿需限制牛奶蛋白的摄入,澳大利亚的指南推荐了 3 种婴儿配方奶,其中 6 个月龄以下直接牛奶蛋白过敏、食物蛋白诱导的小肠结肠炎综合征及食物蛋白诱导的直肠结肠炎者首选深度水解配方奶粉,6 个月龄以上未出现生长发育停滞者首选豆奶配方。对合并生长发育迟缓的嗜酸性胃肠道紊乱患儿，应用深度水解蛋白配方奶或氨基酸配方奶。

(三)调整肠道微生态

大量的临床和基础研究发现，益生菌对肠道功能具有保护和改善作用，肠道微生态菌群与过敏性疾病之间存在重要联系。其中双歧杆菌和乳酸杆菌的免疫调节作用最为明显，对婴幼儿起保护作用。因此，可从婴儿期开始添加益生菌，最好在过敏症状出现之前。也可在配方奶中同时添加益生元和益生菌。

(四)药物治疗

对腹泻患儿首先给予对症处理，纠正水电解质及酸碱平衡紊乱，给予黏膜保护剂促进损伤黏膜的修复。抗组胺药物和激素是治疗过敏的主要方法。然而，药物疗法仅用于食物回避极其困难或难以确定过敏食物，以及对多种食物过敏容易导致营养不良的情况。

(五)免疫疗法

食物过敏治疗的最终目的是建立持续的口服耐受，即对该抗原的低或无免疫反应的状态。一旦建立口服耐受，即使长期不接触变应原，再次接触时也不会引起过敏症状。研究显示，大部分花生、牛奶、鸡蛋过敏患儿可以通过此途径进行脱敏，对花生过敏的患儿进行特异性口服免疫耐受治疗后，显示可以减少花生特异的 Th2 细胞因子的产生，长期应用是安全而有效的，部分患儿可以建立持续免疫耐受。

其他免疫治疗方法主要包括短肽(含有 T 细胞抗原表位)免疫治疗，还可以免疫接种编码特定抗原的细菌质粒 DNA 从而长时间地诱导 Th1 细胞应答，从而降低变态反应，其他包括应用人免疫球蛋白 Fc-Fc 融合蛋白使肥大细胞表面的 IgE 高亲和力受体发生交联，以及应用人源化单克隆鼠抗 IgE 的 IgG1 抗体与 IgE 的恒定区相结合，使 IgE 不能和肥大细胞表面的高亲和力受体相结合，从而使肥大细胞无法脱颗粒来阻断变态反应的发生等免疫治疗方法，但仍在进一步研究中。

第五章　泌尿系统疾病

第一节　肾小球疾病

一、急性肾小球肾炎

急性肾小球肾炎简称急性肾炎，是指一组病因不一，临床表现为急性起病，多有前期感染，以血尿为主，伴不同程度蛋白尿，可有水肿、高血压或肾功能不全等特点的肾小球疾病。可分为急性链球菌感染后肾小球肾炎和非链球菌感染后肾小球肾炎。本节急性肾炎主要是指急性链球菌感染后肾小球肾炎。急性链球菌感染后肾小球肾炎可以散发或流行的形式出现。本病多见于儿童和青少年，以 5～14 岁多见，2 岁以下少见，男女之比为 2∶1。

(一)病因

尽管本病有多种病因，但绝大多数的病例属急性链球菌感染后引起的免疫复合物性肾小球肾炎。溶血性链球菌感染后，肾炎的发生率一般在 20% 以内。急性咽炎感染后肾炎发生率为 10%～15%，脓皮病与猩红热后发生肾炎者为 1%～2%。

呼吸道及皮肤感染为主要前期感染。国内 105 所医院资料表明，各地区医院均以上呼吸道感染或扁桃体炎最常见，占 51%，脓皮病或皮肤感染次之，占 25.8%。

除乙型溶血性链球菌之外，其他细菌如绿色链球菌、肺炎链球菌、金黄色葡萄球菌、伤寒沙门菌、流感杆菌等；病毒如柯萨基病毒 B4 型，埃可病毒 9 型，麻疹病毒，腮腺炎病毒，乙型肝炎病毒，巨细胞病毒，EB 病毒，流感病毒等；疟原虫，肺炎支原体，白念珠菌，丝虫，钩虫，血吸虫，弓形虫，梅毒螺旋体，钩端螺旋体等也可导致急性肾炎。

(二)发病机制

目前认为急性肾炎主要与可溶血性链球菌 A 组中的致肾炎菌株感染有关，是通过抗原抗体免疫复合物所引起的一种肾小球毛细血管炎症病变，包括循环免疫复合物和原位免疫复合物形成致病学说。此外，某些链球菌株可通过神经氨酸苷酶的作用或其产物如某些菌株产生的唾液酸酶，与机体的 IgG 结合，脱出免疫球蛋白上的涎酸，从而改变了 IgG 的化学组成或其免疫原性，经过自家源性免疫复合物而致病。

所有致肾炎菌株均有共同的致肾炎抗原性，过去认为菌体细胞壁上的 M 蛋白是引起肾炎的主要抗原。近几十年相继提出由内链球菌素和"肾炎菌株协同蛋白"引起。

另外在抗原抗体复合物导致组织损伤中，局部炎症介质也起了重要作用。补体具有白细胞趋化作用，通过使肥大细胞释放血管活性胺改变毛细血管通透性，还具有细胞毒直接作用。血管活性物质包括色胺、5-羟色胺、血管紧张素 II 和多种花生四烯酸的前列腺素样代谢产物均可因其血管运动效应，在局部炎症中起重要作用。

(三)病理

在疾病早期，肾脏病变典型，呈毛细血管内增生性肾小球肾炎改变。在疾病恢复期可见系膜增生性肾炎表现。

(四)临床表现

急性肾炎临床表现轻重悬殊，轻者全无临床症状而检查时发现无症状镜下血尿，重者可呈急进性过程，短期内出现肾功能不全。

1.前期感染

90%病例有链球菌的前期感染，以呼吸道及皮肤感染为主。在前期感染后经 1～3 周无症状的间歇期而急性起病。咽炎引起者 6～12 天，平均 10 天，多表现有发热、颈淋巴结大及咽部渗出。皮肤感染引起者 14～28 天，平均 20 天。

2.典型表现

急性期常有全身不适、乏力、食欲缺乏、发热、头痛、头晕、咳嗽、气急、恶心、呕吐、腹痛及鼻出血等。约 70%的病例有水肿，一般仅累及眼睑及颜面部，重的 2～3 天遍及全身，呈非凹陷性。50%～70%患儿有肉眼血尿，持续 1～2 周即转为镜下血尿。蛋白尿程度不等,约 20% 的病例可达肾病水平蛋白尿。尿量减少,肉眼血尿严重者可伴有排尿困难。

3.严重表现

少数患儿在疾病早期(指 2 周之内)可出现下列严重症状。

(1)严重循环充血:常发生在起病后第 1 周内,由于水、钠潴留,血浆容量增加而出现循环充血。当肾炎患儿出现呼吸急促和肺部出现湿啰音时,应警惕循环充血的可能性,严重者可出现呼吸困难、端坐呼吸、颈静脉怒张、频咳、吐粉红色泡沫痰、两肺布满湿啰音、心脏扩大,甚至出现奔马律、肝大而硬、水肿加剧。少数患儿可突然出现症状,病情急剧恶化。

(2)高血压脑病:由于脑血管痉挛,导致缺血、缺氧、血管渗透性增高而发生脑水肿。近年来也有人认为是脑血管扩张所致。常发生在疾病早期,血压突然上升之后,血压往往在 20.0～21.3/13.3～14.7 kPa 以上,年长患儿会主诉剧烈头痛、呕吐、复视或一过性失明,严重者突然出现惊厥、昏迷。

(3)急性肾功能不全:常发生于疾病初期,出现尿少、尿闭等症状,引起暂时性氮质血症、电解质紊乱和代谢性酸中毒,一般持续 3～5 天,不超过 10 天。

4.非典型表现

(1)无症状性急性肾炎:患儿仅有镜下血尿而无其他临床表现。

(2)肾外症状性急性肾炎:有的患儿水肿、高血压明显,甚至有严重循环充血及高血压脑病。此时尿改变轻微或尿常规检查正常,但有链球菌前期感染和血清补体 C3 水平明显降低。

(3)以肾病综合征表现的急性肾炎:少数患儿以急性肾炎起病,但水肿和蛋白尿突出,伴轻度高胆固醇血症和低清蛋白血症,临床表现似肾病综合征。

(五)辅助检查

尿蛋白可在 ＋～＋＋＋,且与血尿的程度相平行,尿镜检除多少不等的红细胞外,可有透明、颗粒或红细胞管型,疾病早期可见较多的白细胞和上皮细胞,并非感染。血白细胞一般轻度升高或正常,血沉加快。咽炎的病例抗链球菌溶血素 O 往往增加,10～14 天开始升高,3～5 周达高峰,3～6 个月恢复正常。另外咽炎后急性链球菌感染后肾小球肾炎者抗双磷酸吡啶核苷酸酶滴度升高。皮肤感染的患儿抗链球菌溶血素 O 升高不明显,抗脱氧核糖核酸酶的阳性率高于抗链球菌溶血素 O,可达 92%。另外脱皮后急性链球菌感染后肾小球肾炎者抗透明质酸酶滴度升高。80%～90% 的患儿血清补体 C3 下降,至第 8 周,94% 的病例血清补体 C3 已恢复正常。明显少尿时血尿素氮和肌酐可升高。肾小管功能正常。持续少尿无尿者,血肌酐升高,内生肌酐清除率降低,尿浓缩功能也受损。

肾穿刺活检指征:①需与急进性肾炎鉴别时;②临床、化验不典型者;③病情迁延者进行肾穿刺活检,以确定诊断。

(六)诊断及鉴别诊断

临床上在前期感染后急性起病,尿检有红细胞、蛋白和管型,或有水肿、尿少、高血压者,均可诊断急性肾炎。

我国相关急性肾小球肾炎的循证诊治指南中提出急性链球菌感染后肾小球肾炎诊断依据:①血尿伴(或不伴)蛋白尿伴(或不伴)管型尿;②水肿,一般先累及眼睑及颜面部,继而下行性累及躯干和双下肢,呈非凹陷性;③高血压;④血清补体 C3 短暂性降低,到病程第 8 周 94% 的患儿恢复正常;⑤3 个月内链球菌感染证据(感染部位细菌培养)或链球菌感染后的血清学证据;⑥临床考虑不典型的急性肾炎,若病情迁延者应考虑肾组织病理检查,典型病理表现为毛细血管内增生性肾小球肾炎。急性链球菌感染后肾小球肾炎满足第①、④、⑤3 条即可诊断,如伴有②、③、⑥的任一条或多条则诊断依据更加充分。

典型急性肾炎诊断一般不困难。但临床有时需与下列疾病鉴别,见表 5-1。

表 5-1　急性肾小球肾炎鉴别诊断表

疾病	临床表现	尿改变	血生化检查
急性肾炎	(1)链球菌感染后 1~3 周起病 (2)非凹陷性水肿 (3)血尿伴少尿 (4)高血压	血尿为主,红细胞管型,尿比重偏高。	血清补体多下降,病后 6~8 周恢复,ASO 升高
有肾病综合征表现的急性肾炎	(1)具有急性肾炎的临床表现 (2)同时伴有肾病综合征表现	大量蛋白尿血尿	血清补体多正常
急进性肾炎	(1)临床起病同急性肾炎 (2)伴进行性肾衰竭	同急性肾炎	血清补体正常 ASO 可升高

续表

疾病	临床表现	尿改变	血生化检查
慢性肾炎急性发作	(1)链球菌感染可诱发,但前驱期短 (2)凹陷性水肿 (3)显著贫血 (4)持续高血压 (5)氮质血症	蛋白尿为主 尿比重低且固定在1.010	血尿素氮升高 ASO 可升高
病毒性肾炎	(1)病毒感染早期(1~5天内)起病 (2)症状轻,大多无水肿,少尿及高血压	血尿为主,常有肉眼血尿,尿脱落细胞可找到包涵体	血清补体正常
IgA肾病	(1)多在上呼吸道感染后24~48小时出现血尿 (2)表现为反复发作性肉眼血尿 (3)多无水肿、高血压	以血尿为主	血 C3 正常

(七)治疗

本病无特异治疗。

1.休息

急性期需卧床 2~3 周,直到肉眼血尿消失,水肿减退,血压正常,即可下床做轻微活动。血沉正常可上学,但仅限于完成课堂学业。3 个月内应避免重体力活动。尿沉渣细胞绝对计数正常后方可恢复体力活动。

2.饮食

对有水肿高血压者应限盐及水。食盐以 60 mg/(kg·d)为宜。水分一般以不显性失水加尿量计算。有氮质血症者应限蛋白,可给优质动物蛋白 0.5 g/(kg·d)。尿量增多、氮质血症消除后应尽早恢复蛋白质供应,以保证小儿生长发育的需要。

3.抗感染

有感染灶时应给予青霉素类或其他敏感抗生素治疗 10~14 天。经常反复发生的慢性感染灶如扁桃体炎、龋齿等应予以清除,但须在肾炎基本恢复后进行。本病不同于风湿热,不需要长期药物预防链球菌感染。

4.对症治疗

(1)利尿:经控制水盐入量仍水肿少尿者可用氢氯噻嗪 1~2 mg/(kg·d)分

2～3 次口服。尿量增多时可加用螺内酯 2 mg/(kg·d)口服。无效时需用呋塞米,注射剂量每次 1～2 mg/kg,每天 1～2 次,静脉注射剂量过大时可有一过性耳聋。

(2)降压:凡经休息,控制水盐、利尿而血压仍高者均应给予降压药。可根据病情选择钙通道阻滞剂和血管紧张素转换酶抑制剂等。

(3)激素治疗:急性链球菌感染后肾小球肾炎表现为肾病综合征或肾病水平的蛋白尿时,给予糖皮质激素治疗有效。

5.严重循环充血治疗

(1)矫正水钠潴留,恢复正常血容量,可使用呋塞米注射。

(2)表现有肺水肿者除一般对症治疗外可加用硝普钠,5～20 mg 加入 5% 葡萄糖液 100 mL 中,以 1 μg/(kg·min)速度静脉滴注,用药时严密监测血压,随时调节药液滴速,每分钟不宜超过 8 μg/kg,以防发生低血压。静脉滴注时针筒、输液管等须用黑纸覆盖,以免药物遇光分解。

(3)对难治病例可采用腹膜透析或血液滤过治疗。

6.高血压脑病的治疗原则

高血压脑病的治疗原则为选用降压效力强并且迅速的药物。

(1)首选硝普钠,用法同上。通常用药后 1～5 分钟内可使血压明显下降,抽搐立即停止,并同时每次静脉注射呋塞米 2 mg/kg。

(2)有惊厥者应及时止痉。持续抽搐者首选地西泮,按每次 0.3 mg/kg,总量 ≤10 mg,缓慢静脉注射。

7.急性肾衰竭的治疗

(1)预防:防治感染是预防急性肾炎的根本。减少呼吸道及皮肤感染,对急性扁桃体炎、猩红热及脓疱患儿应尽早地、彻底地用青霉素类或其他敏感抗生素治疗。另外,感染后 1～3 周内应随访尿常规,及时发现和治疗本病。

(2)预后:急性肾炎急性期预后好。95% 急性链球菌感染后肾小球肾炎病例能完全恢复,<5% 的病例可有持续尿异常,死亡病例在 1% 以下。目前主要死因是急性肾衰竭。远期预后小儿比成人佳,一般认为 80%～95% 终将痊愈。转入慢性肾衰竭者多呈自身免疫反应参与的进行性肾损害。影响预后的因素可能有:①与病因有关,一般病毒所致者预后较好;②散发者较流行性者差;③成人比儿童差,老年人更差;④急性期伴有重度蛋白尿且持续时间久,肾功能受累者预后差;⑤组织形态学上呈系膜显著增生者,40% 以上肾小球有新月体形成者,"驼峰"不典型(如过大或融合)者预后差。

二、肾病综合征

小儿肾病综合征是一组由多种原因引起的肾小球基膜通透性增加,导致血浆内大量蛋白质从尿中丢失的临床综合征。临床特点:①大量蛋白尿;②低清蛋白血症;③高脂血症;④明显水肿。以上第①、②两项为必备条件。

小儿肾病综合征在小儿肾脏疾病中发病率仅次于急性肾炎。小儿肾病综合征按病因可分为原发性、继发性和先天遗传性 3 种类型。本节主要叙述原发性肾病综合征。原发性肾病综合征约占小儿肾病综合征总数的 90%,是儿童常见的肾小球疾病。国外有报道称小儿肾病综合征年发病率为 2~2.5 万,患病率为 16/10 万。我国部分省、市医院住院患儿统计资料显示,原发性肾病综合征占儿科住院泌尿系统疾病患儿的 21%~31%。男女比例为 3.7:1。发病年龄多为学龄前儿童,3~5 岁为发病高峰。

(一)病因及发病机制

原发性肾病综合征肾脏损害使肾小球通透性增加导致蛋白尿,而低蛋白血症、水肿和高胆固醇血症是继发的病理生理改变。

原发性肾病综合征的病因及发病机制目前尚不明确。但近年来的研究已证实下列事实:①肾小球毛细血管壁结构或电化学的改变可导致蛋白尿。实验动物模型及人类肾病的研究看到微小病变时肾小球滤过膜多阴离子的丢失,致静电屏障破坏,使大量带阴电荷的中分子血浆清蛋白滤出,形成高选择性蛋白尿。分子滤过屏障的损伤,则尿中丢失大中分子量的多种蛋白,而形成低选择性蛋白尿。②非微小病变型肾内常见免疫球蛋白和/或补体成分沉积,局部免疫病理过程可损伤滤过膜的正常屏障作用而发生蛋白尿。③微小病变型肾小球未见以上沉积,其滤过膜静电屏障损伤原因可能与细胞免疫失调有关。肾病患儿外周血淋巴细胞培养上清液经尾静脉注射可致小鼠发生大量蛋白尿和肾病综合征的病理改变,表明 T 细胞异常参与本病的发病。

(二)病理

原发性肾病综合征可见于各种病理类型。最主要的病理变化是微小病变型占大多数。少数为非微小病变型,包括系膜增生性肾小球肾炎、局灶性节段性肾小球硬化、膜增生性肾小球肾炎、膜性肾病等。

疾病发展过程中微小病变型可进展为系膜增生性肾小球肾炎和局灶性节段性肾小球硬化。

(三)临床表现

水肿最常见,开始见于眼睑,以后逐渐遍及全身。未治疗或时间长的病例可有腹水或胸腔积液。一般起病隐匿,常无明显诱因。30%左右有病毒感染或细菌感染发病史,上呼吸道感染也可导致微小病变型小儿肾病综合征复发。70%肾病复发与病毒感染有关。尿量减少,颜色变深,无并发症的患儿无肉眼血尿,而短暂的镜下血尿可见于大约15%的患儿。大多数血压正常,但轻度高血压也见于约15%的患儿,严重的高血压通常不支持微小病变型小儿肾病综合征的诊断。由于血容量减少而出现短暂的肌酐清除率下降约占30%,一般肾功能正常,急性肾衰竭少见。部分病例晚期可有肾小管功能障碍,出现低血磷性佝偻病,肾性糖尿、氨基酸尿和酸中毒等。

(四)并发症

1.感染

肾病患儿极易罹患各种感染。常见的感染有呼吸道、皮肤、泌尿道等处的感染和原发性腹膜炎等,其中尤以上呼吸道感染最多见,占50%以上。呼吸道感染中病毒感染常见。结核分枝杆菌感染亦应引起重视。另外肾病患儿的医院感染不容忽视,以呼吸道感染和尿路感染最多见,致病菌以条件致病菌为主。

2.电解质紊乱和低血容量

常见的电解质紊乱有低钠、低钾、低钙血症。患儿可因不恰当长期禁盐或长期食用不含钠的食盐代用品,过多使用利尿剂,以及感染、呕吐、腹泻等因素均可致低钠血症。在上述诱因下可出现厌食、乏力、懒言、嗜睡、血压下降甚至出现休克、抽搐等。另外由于低蛋白血症,血浆胶体渗透压下降、显著水肿,而常有血容量不足,尤在各种诱因引起低钠血症时易出现低血容量性休克。

3.血栓形成和栓塞

小儿肾病综合征高凝状态易致各种动、静脉血栓形成。①肾静脉血栓形成常见,表现为突发腰痛、出现血尿或血尿加重,少尿甚至发生肾衰竭;②下肢深静脉血栓形成,两侧肢体水肿程度差别固定,不随体位改变而变化;③皮肤血管血栓形成,表现为皮肤突发紫斑并迅速扩大;④阴囊水肿呈紫色;⑤顽固性腹水;⑥下肢动脉血栓形成,出现下肢疼痛伴足背动脉搏动消失等症状、体征。股动脉血栓形成是小儿肾病综合征并发的急症状态之一,如不及时溶栓治疗可导致肢端坏死则需截肢;⑦肺栓塞时可出现不明原因的咳嗽,咯血或呼吸困难而无明显肺部阳性体征,其半数可无临床症状;⑧脑栓塞时出现突发的偏瘫、面瘫、失语或神志改变等神经系统症状在排除高血压脑病,颅内感染性疾病时要考虑颅内血管栓塞。血栓缓慢形成者其临床症状多不明显。

4.急性肾衰竭

5％微小病变型肾病可并发急性肾衰竭。当小儿肾病综合征临床上出现急性肾衰竭时,要考虑以下原因:①急性间质性肾炎,可由使用合成青霉素、呋塞米、非甾体抗炎药引起;②严重肾间质水肿或大量蛋白管型致肾内梗阻;③在原病理基础上并发大量新月体形成;④血容量减少导致肾前性氮质血症或合并肾静脉血栓形成。

5.肾小管功能障碍

小儿肾病综合征时除了原有肾小球的基础病可引起肾小管功能损害外,由于大量尿蛋白的重吸收,可导致肾小管,主要是近曲小管功能损害。临床上可见肾性糖尿或氨基酸尿,严重者可呈近端肾小管多发性功能障碍(Fanconi 综合征)。

6.生长延迟

肾病患儿的生长延迟多见于频繁复发和接受长期大剂量糖皮质激素治疗的病例。

(五)辅助检查

1.尿液分析

(1)尿常规检查尿蛋白定性多在＋＋＋以上,大约有 15％有短暂的镜下血尿,大多数可见到透明管型、颗粒管型和卵圆脂肪小体。

(2)尿蛋白定量:24 小时尿蛋白定量检查>50 mg/(kg · d)为肾病范围的蛋白尿。尿蛋白/尿肌酐(mg/mg),正常儿童上限为 0.2 mg,肾病范围的蛋白尿>3.5 mg。

2.血清蛋白、胆固醇和肾功能测定

人血清蛋白浓度为 25 g/L(或更少)可诊断为小儿肾病综合征的低清蛋白血症。由于肝脏合成增加,α_2、β球蛋白浓度增高,IgG 减低,IgM、IgE 增加。胆固醇>5.7 mmol/L 和甘油三酯升高,LDL 和 VLDL 增高,HDL 多正常。血尿素氮、肌酐可升高,晚期患儿可有肾小管功能损害。

3.血清补体测定

微小病变型小儿肾病综合征血清补体水平正常,降低可见于其他病理类型及继发性小儿肾病综合征患儿。

4.感染依据的检查

对新诊断病例应进行血清学检查寻找链球菌感染的证据,及其他病原学的检查,如乙肝病毒感染等。

5.系统性疾病的血清学检查

对新诊断的肾病患儿需检测抗核抗体,抗-dsDNA抗体,Smith抗体等。对具有血尿、补体减少并有临床表现的患儿尤其重要。

6.高凝状态和血栓形成的检查

大多数原发性肾病患儿都存在不同程度的高凝状态,血小板增多,血小板聚集率增加,血浆纤维蛋白原增加,D-二聚体增加,尿纤维蛋白裂解产物增高。对疑似血栓形成者可行彩色多普勒 B 型超声检查以明确诊断,有条件的医疗单位可行数字减影血管造影。

7.经皮肾穿刺组织病理学检查

大多数儿童小儿肾病综合征不需要进行诊断性肾活检。小儿肾病综合征肾活检指征:①对糖皮质激素治疗耐药、频繁复发者;②对临床或实验室证据支持肾炎性肾病,慢性肾小球肾炎者。

(六)诊断与鉴别诊断

临床上根据血尿、高血压、氮质血症、低补体血症的有无将原发性肾病综合征分为单纯性和肾炎性。

原发性肾病综合征还需与继发于全身性疾病的肾病综合征鉴别。儿科临床上部分非典型的链球菌感染后肾炎、系统性红斑狼疮性肾炎、紫癜性肾炎、乙型肝炎病毒相关性肾炎及药源性肾炎等均可有小儿肾病综合征样表现。临床上须排除继发性小儿肾病综合征后方可诊断原发性肾病综合征。

有条件的医疗单位应开展肾活体组织检查以确定病理诊断。

(七)治疗

1.一般治疗

(1)休息:水肿显著、大量蛋白尿或严重高血压者均需卧床休息。病情缓解后逐渐增加活动量。在校儿童肾病活动期应休学。

(2)饮食:显著水肿和严重高血压时应短期限制水钠摄入,病情缓解后不必继续限盐。活动期病例供盐 1～2 g/d。蛋白质摄入 1.5～2 g/(kg・d),以高生物价的动物蛋白(乳、鱼、蛋、禽、牛肉等)为宜。在应用激素过程中食欲增加者应控制食量,足量激素时每天应给予维生素 D 400 U 及钙 800～1 200 mg。

（3）防治感染。

（4）利尿：对糖皮质激素（简称激素）耐药或使用激素之前，水肿较重伴尿少者可配合使用利尿剂，但需密切观察出入水量、体重变化及电解质紊乱。

（5）对家属的教育：应使父母及患儿很好地了解肾病的有关知识，并且应该教给用试纸检验尿蛋白的方法。

（6）心理治疗：肾病患儿多具有内向、情绪不稳定性或神经质个性倾向，出现明显的焦急、抑郁、恐惧等心理障碍，应配合相应心理治疗。

2.激素敏感型小儿肾病综合征的治疗

根据中华医学会儿科学分会肾脏病学组制定的激素敏感、复发或依赖肾病综合征诊治循证指南（试行），初发小儿肾病综合征的激素治疗可分为以下两个阶段。

（1）诱导缓解阶段：足量泼尼松（或泼尼松龙）60 mg/（m² · d）或 2 mg/（kg · d）（按身高的标准体重计算），最大剂量 80 mg/d，先分次口服，尿蛋白转阴后改为每晨顿服，疗程 6 周。

（2）巩固维持阶段：隔天晨顿服 1.5 mg 或 40 mg/m²（最大剂量 60 mg/d），共 6 周，然后逐渐减量。这里进入巩固维持阶段是隔天晨顿服 1.5 mg，突然把泼尼松剂量每 2 天总量减少了 5/8 量，是否对维持缓解有力，尚缺乏临床证据。根据全国儿肾学组制定的原发性肾病综合征的治疗方案，巩固维持阶段以泼尼松原足量两天量的 2/3 量，隔天晨顿服 4 周，如尿蛋白持续阴性，然后每 2～4 周减量 2.5～5 mg 维持，至 0.5～1 mg/kg 时维持 3 个月，以后每 2 周减量 2.5～5 mg 至停药。此方案仍然是可行的。

长期超生理剂量使用激素可见以下不良反应：①代谢紊乱，可出现明显库欣貌，肌肉萎缩无力，伤口愈合不良，蛋白质营养不良，高血糖，尿糖，水钠潴留，高血压，尿中失钾，高尿钙，骨质疏松。②消化性溃疡和精神欣快感、兴奋、失眠甚至呈精神病、癫痫发作等；还可发生白内障、无菌性股骨头坏死，高凝状态，生长停滞等。③易发生感染或诱发结核灶的活动。④急性肾上腺皮质功能不全，戒断综合征。

3.非频复发小儿肾病综合征的治疗

（1）寻找诱因：积极寻找复发诱因，积极控制感染，少数患儿控制感染后可自发缓解。

（2）激素治疗。①重新诱导缓解：足量泼尼松（或泼尼松龙）每天分次或晨顿服，直至尿蛋白连续转阴 3 天后改 40 mg/m² 或 1.5 mg/（kg · d）隔天晨顿服

4 周,然后用 4 周以上的时间逐渐减量。②在感染时增加激素维持量:患儿在巩固维持阶段患上呼吸道感染时改隔天口服激素治疗为同剂量每天口服,可降低复发率。

4.激素敏感型、激素依赖型肾病综合征的治疗

(1)激素的使用。①拖尾疗法:同上诱导缓解后泼尼松每 4 周减量0.25 mg/kg,给予能维持缓解的最小有效激素量($0.5 \sim 0.25$ mg/kg),隔天口服,连用 $9 \sim$ 18 个月。②在感染时增加激素维持量:患儿在隔天口服泼尼松 0.5 mg/kg 时出现上呼吸道感染时改隔天口服激素治疗为同剂量每天口服,连用 7 天,可降低 2 年后的复发率。③改善肾上腺皮质功能:因肾上腺皮质功能减退患儿复发率显著增高,对这部分患儿可用促肾上腺皮质激素静脉滴注来预防复发。对激素依赖型肾病综合征患儿可予促肾上腺皮质激素 0.4 U/(kg·d)(总量不超过 25 U)静脉滴注 $3 \sim 5$ 天,然后激素减量。每次激素减量均按上述处理,直至停激素。④更换激素种类:对泼尼松疗效较差的病例,可换用其他激素制剂。

(2)免疫抑制剂治疗。①环磷酰胺剂量:$2 \sim 3$ mg/(kg·d)分次口服 8 周,或 $8 \sim 12$ mg/(kg·d)静脉冲击疗法,每 2 周连用 2 天,总剂量≤200 mg/kg,或每月 1 次静脉注射,500 mg/(m^2·次),共 6 次。不良反应有:白细胞减少,秃发,肝功能损害,出血性膀胱炎等,少数可发生肺纤维化。最令人瞩目的是其远期性腺损害。病情需要者可小剂量、短疗程,间断用药,避免青春期前和青春期用药。②其他免疫抑制剂:可根据相关指南分别选用:环孢素 A、他克莫司、利妥昔布或长春新碱。

(3)免疫调节剂。左旋咪唑:一般作为激素辅助治疗,适用于常伴感染的激素敏感型肾病综合征和激素依赖型肾病综合征。剂量为 2.5 mg/kg,隔天服用 $12 \sim 24$ 个月。左旋咪唑在治疗期间和治疗后均可降低复发率,减少激素用量,在某些患儿可诱导长期缓解。不良反应可有胃肠不适,流感样症状、皮疹、中性粒细胞下降,停药即可恢复。

5.激素抵抗型肾病综合征的治疗

(1)缺乏肾脏病理诊断的治疗:在缺乏肾脏病理检查的情况下,国内外学者将环磷酰胺作为激素抵抗型肾病综合征的首选治疗药物。中华医学会儿科学分会肾脏病学组制定的激素耐药肾病综合征诊治循证指南推荐采用激素序贯疗法:泼尼松 2 mg/(kg·d)治疗 4 周后尿蛋白仍阳性时,可考虑以大剂量甲泼尼龙 $15 \sim 30$ mg/(kg·d),每天 1 次,连用 3 天为 1 个疗程,最大剂量不超过 1 g。冲击治疗 1 个疗程后如果尿蛋白转阴,泼尼松按激素敏感方案减量;如尿蛋白仍

阳性者,应加用免疫抑制剂,同时隔天晨顿服泼尼松 2 mg/kg,随后每 2～4 周减 5～10 mg,随后以一较小剂量长期隔天顿服维持,少数可停用。

注意事项:建议甲泼尼龙治疗时进行心电监护。下列情况应慎用甲泼尼龙治疗:①伴活动性感染;②高血压;③有胃肠道溃疡或活动性出血者;④原有心律失常者。

(2)根据不同病理类型选用不同的治疗方案。①病理类型为微小病变型:环磷酰胺静脉冲击为首选药物。②病理类型为局灶性节段性肾小球硬化症:环孢素 A 为首选药物。尚可以长春新碱冲击、利妥昔布单抗静脉滴注和吗替麦考酚酯口服等治疗。③病理类型为系膜增生性肾小球肾炎:可参考选用静脉环磷酰胺冲击、环孢素 A 等治疗。④病理类型为膜增生性肾小球肾炎:可选用大剂量甲泼尼龙冲击序贯泼尼松和环磷酰胺冲击,也可以考虑选用其他免疫抑制剂如:环孢素 A 或吗替麦考酚酯。⑤病理类型为膜性肾病:儿童原发性膜性肾病很少。成人膜性肾病治疗建议首选血管紧张素转换酶抑制剂或血管紧张素转换酶抑制剂类药物,若大量蛋白尿、肾功能不断恶化或经上述治疗无明显好转,可选用环孢素 A 和低剂量泼尼松治疗,至少 6 个月,咪唑立宾或 TAC 治疗。

(3)重视辅助治疗:血管紧张素转换酶抑制剂和/或血管紧张素 Ⅱ 受体阻滞剂是重要的辅助治疗药物,不仅可以控制高血压,而且可以降低蛋白尿和维持肾功能;有高凝状态或静脉血栓形成的患儿应尽早使用抗凝药物如普通肝素或低分子肝素;有高脂血症者重在调整饮食,10 岁以上儿童可考虑使用降脂药物如他汀类药物;有肾小管与间质病变的患儿可加用冬虫夏草制剂,其作用能改善肾功能,减轻毒性物质对肾脏的损害,同时可以降低血液中的胆固醇和甘油三酯,减轻动脉粥样硬化;伴有肾功能不全可应用大黄制剂。

6.抗凝及纤溶药物疗法

由于肾病往往存在高凝状态和纤溶障碍,易并发血栓形成,需加用抗凝和溶栓治疗。

(1)肝素:1 mg/(kg·d),加入 10％葡萄糖液 50～100 mL 中静脉滴注,每天 1 次,2～4 周为 1 个疗程。也可选用低分子肝素。病情好转后改口服抗凝药维持治疗。

(2)尿激酶:有直接激活纤溶酶溶解血栓的作用。一般剂量 3 万～6 万 U/d,加入 10％葡萄糖液 100～200 mL 中,静脉滴注,1～2 周为 1 个疗程。症状严重者可使用尿激酶冲击治疗。

(3)口服抗凝药:双嘧达莫,5～10 mg/(kg·d),分 3 次饭后服,6 个月为 1 个疗程。

7.血管紧张素转换酶抑制剂治疗

对改善肾小球局部血流动力学,减少尿蛋白,延缓肾小球硬化有良好作用。尤其适用于伴有高血压的小儿肾病综合征。常用制剂有卡托普利、依那普利、福辛普利等。

8.中医药治疗

小儿肾病综合征属中医"水肿""阴水""虚劳"的范畴。可根据辨证施治原则立方治疗。

(八)预后

肾病综合征的预后转归与其病理变化关系密切。微小病变型预后最好,灶性肾小球硬化和系膜毛细血管性肾小球肾炎预后最差。微小病变型90％～95％的患儿对首次应用糖皮质激素有效。其中85％可有复发,复发在第1年比以后更常见。如果一个小儿3～4年还没有复发,其后有95％的机会不复发。微小病变型发展成尿毒症者极少,绝大多数死于感染或激素严重不良反应等。对于激素抵抗型肾病综合征经久不愈者应尽可能检查有否相关基因突变,以避免长期无效的药物治疗。

三、紫癜性肾炎

过敏性紫癜是一种以皮肤紫癜、出血性胃肠炎、关节炎及肾脏损害为特征的综合征,基本病变是全身弥漫性坏死性小血管炎。伴肾脏损害者称为紫癜性肾炎。本病好发于儿童,据国内儿科报道,紫癜性肾炎占儿科住院泌尿系统疾病8％,仅次于急性肾炎和原发性肾病综合征而居第三位。男女儿童均可发病,男:女约为1.6:1。平均发病年龄9.0±2.8岁,90％以上患儿年龄在5～13岁之间。四季均可能发病,9月至次年3月为发病高峰季节,发病率占全年发病的80％以上。农村患儿和城市患儿发病率无差别。

(一)病因与发病机制

1.病因

(1)感染:过敏性紫癜发生多继发于上呼吸道感染。

(2)疫苗接种:某些疫苗接种如流感疫苗、乙肝疫苗、狂犬疫苗、流脑疫苗、白喉疫苗、麻疹疫苗也可能诱发过敏性紫癜,但尚需可靠研究证据证实。

(3)食物和药物因素:有报道某些药物的使用也能触发过敏性紫癜发生。目前尚无明确证据证明食物过敏是导致过敏性紫癜的原因。

(4)遗传因素:过敏性紫癜存在遗传好发倾向,白种人的发病率明显高于黑种人。近年来有关遗传学方面的研究涉及的基因主要有人白细胞抗原基因、家族性地中海基因、血管紧张素转换酶基因、甘露糖结合凝集素基因、血管内皮生长因子基因、PAX2 基因、TIM-1 等。有文献报道黏附分子 P 选择素表达增强及基因多态性可能与过敏性紫癜发病相关,P 选择素基因启动子-2123 多态性可能与儿童过敏性紫癜发病相关。

2.发病机制

(1)紫癜性肾炎与免疫:紫癜性肾炎患儿的免疫学紊乱十分复杂,包括免疫细胞(如巨噬细胞、淋巴细胞、嗜酸性粒细胞)和免疫分子(如免疫球蛋白、补体、细胞因子、黏附分子、趋化因子)的异常,它们在紫癜性肾炎的发病机制中起着关键的作用。

(2)凝血与纤溶:近几十年对凝血与纤溶过程在紫癜性肾炎发病中的作用的探讨,更多地关注在交联纤维蛋白。交联纤维蛋白主要沉积于内皮细胞和系膜区,与系膜及内皮损伤有关。

(3)遗传学基础:本病非遗传性疾病,但存在遗传好发倾向。①C4 基因缺失可能直接参与紫癜性肾炎发病;②IL-1ra 基因型——IL-1 反流性肾病 2 等位基因的高携带率,使机体不能有效拮抗 IL-1 致炎作用可能是紫癜性肾炎发病机制中非常重要的因素之一。

(二)病理改变与分级

1.常见病理改变

紫癜性肾炎病理特征以肾小球系膜增生,系膜区 IgA 沉积以及上皮细胞新月体形成为主,可见到各种类型的肾损害。

(1)光镜:肾小球系膜细胞增生病变,可伴内皮细胞和上皮细胞增生,新月体形成,系膜区炎性细胞浸润,肾小球纤维化,还可见局灶性肾小球坏死甚至硬化。间质可出现肾小管萎缩,间质炎性细胞浸润,间质纤维化等改变。

(2)免疫荧光:系膜区和肾小球毛细血管袢有 IgA,IgG,C3 备解素和纤维蛋白原呈颗粒状沉积。

(3)电镜:系膜区有不同程度增生,系膜区和内皮下有电子致密物沉积。

2.病理分级标准

国际儿童肾脏病研究中心(ISKDC)按肾组织病理检查将其分为六级。Ⅰ级:轻微肾小球异常;Ⅱ级:单纯系膜增生;Ⅲ级:系膜增生伴小于肾小球 50% 新月体形成;Ⅳ级:系膜增生伴 50%～75% 肾小球新月体形成;Ⅴ级:系膜增生伴大于肾小球 75％新月体形成；Ⅵ级：膜增生性肾小球肾炎。其中Ⅱ～Ⅴ级又根据系膜病变的范围程度分为局灶性及弥漫性。

(三)临床表现

1.肾脏症状

紫癜性肾炎主要表现为血尿,蛋白尿,也可出现高血压,水肿,氮质血症甚至急性肾衰竭。肾脏症状可出现于紫癜性肾炎的整个病程,但多发生在紫癜后2～4周,个别病例出现于过敏性紫癜6个月后,故尿常规追踪检查是及时发现肾脏损害的重要手段。目前,对肾损害较一致的看法是即使尿常规正常,肾组织学已有改变。个别紫癜性肾炎患儿,尿常规无异常发现,只表现为肾功能减退。

中华医学会儿科学分会肾脏病学组发布的儿童紫癜性肾炎的诊治循证指南将紫癜性肾炎临床分型为：①孤立性血尿型；②孤立性蛋白尿型；③血尿和蛋白尿型；④急性肾炎型；⑤肾病综合征型；⑥急进性肾炎型；⑦慢性肾炎型。临床上以①型、②型、③型多见。

2.肾外症状

典型的皮肤紫癜,胃肠道表现(腹痛、便血和呕吐)及关节症状为紫癜性肾炎肾外的三大主要症状,其他如神经系统,生殖系统,呼吸循环系统也可受累,甚至发生严重的并发症,如急性胰腺炎、肺出血、肠梗阻、肠穿孔等。

(四)实验室检查

1.血常规

白细胞正常或轻度增高,中性或嗜酸性粒细胞比例增多。

2.尿常规

可有血尿、蛋白尿、管型尿。

3.凝血功能检查

正常,可与血液病致紫癜相鉴别。

4.毛细血管脆性试验

急性期毛细血管脆性试验阳性。

5.血沉、血清 IgA 及冷球蛋白

血沉增快,血清 IgA 和冷球蛋白含量增加。但血清 IgA 增高对本病诊断无特异性。

6.补体

血清补体 C3、C1q、备解素多正常。

7.肾功能

多正常,严重病例可有肌酐清除率降低和血尿素氮、血肌酐增高。

8.血生化

表现为肾病综合征者,有血清蛋白降低和胆固醇增高。

9.皮肤活检

无论在皮疹部或非皮疹部位,免疫荧光检查均可见毛细血管壁有 IgA 沉积。此点也有助于和除 IgA 肾病外的其他肾炎做鉴别。

10.肾穿刺活检

肾穿刺活组织检查有助于本病的诊断,也有助于明了病变严重度和评估预后。

(五)诊断与鉴别诊断

1.诊断标准

中华医学会儿科学分会肾脏病学组制定的儿童紫癜性肾炎的诊治循证指南中诊断标准为:在过敏性紫癜病程 6 个月内,出现血尿和/或蛋白尿诊断为紫癜性肾炎。其中血尿和蛋白尿的诊断标准分别为:血尿——肉眼血尿或镜下血尿;蛋白尿——满足以下任一项者:①1 周内 3 次尿常规蛋白阳性;②24 小时尿蛋白定量＞150 mg;③1 周内 3 次尿微量清蛋白高于正常值。极少部分患儿在过敏性紫癜急性病程 6 个月后,再次出现紫癜复发,同时首次出现血尿和/或蛋白尿者,应争取进行肾活检,如为 IgA 系膜内沉积为主的系膜增生性肾小球肾炎,则亦应诊断为紫癜性肾炎。

2.鉴别诊断

紫癜性肾炎应与原发性 IgA 肾病、急性肾炎、Goodpasture 综合征、狼疮性肾炎及多动脉炎等鉴别。

(六)治疗

1.一般治疗

急性期有发热、消化道和关节症状显著者,应注意休息,进行对症治疗。

(1)饮食控制:目前尚无明确证据证明食物过敏是导致过敏性紫癜的病因,故仅在过敏性紫癜胃肠道损害时需注意控制饮食,以免加重胃肠道症状。过敏性紫癜腹痛患儿若进食可能会加剧症状,但是大部分轻症患儿可以进食少量少渣易消化食物。呕血严重及便血者,应暂禁食,给予止血、补液等治疗。严重腹痛或呕吐者可能需要营养要素饮食或肠外营养支持。

（2）抗感染治疗：有明确的感染或病灶时应选用敏感的抗生素，但应尽量避免盲目的使用预防性抗生素。

2.肾损害的治疗

根据中华医学会儿科学分会肾脏病学组制定的儿童紫癜性肾炎的诊治循证指南分为以下内容。

（1）孤立性血尿或病理Ⅰ级：仅对过敏性紫癜进行相应治疗。应密切监测患儿病情变化，建议至少随访 3～5 年。

（2）孤立性蛋白尿、血尿和蛋白尿或病理Ⅱa级：建议使用血管紧张素转换酶抑制剂（血管紧张素转换酶抑制剂）和/或血管紧张素受体拮抗剂类药物，有降蛋白尿的作用。国内也有用雷公藤总甙进行治疗，疗程 3 个月，但应注意其胃肠道反应、肝功能损伤、骨髓抑制及可能的性腺损伤的不良反应。

（3）非肾病水平蛋白尿或病理Ⅱb、Ⅲa级：用雷公藤总甙疗程 3～6 个月。也可激素联合免疫抑制剂治疗，如激素联合环磷酰胺治疗、联合环孢素 A 治疗。

（4）肾病水平蛋白尿、肾病综合征或病理Ⅲb、Ⅳ级：该组患儿临床症状及病理损伤均较重，现多采用激素联合免疫抑制剂治疗，其中疗效最为肯定的是糖皮质激素联合环磷酰胺治疗。若临床症状较重、病理呈弥漫性病变或伴有新月体形成者，首选糖皮质激素联合环磷酰胺冲击治疗，当环磷酰胺治疗效果欠佳或患儿不能耐受环磷酰胺时。可更换其他免疫抑制剂。

（5）急进性肾炎或病理Ⅳ、Ⅴ级：这类患儿临床症状严重、病情进展较快，现多采用三至四联疗法，常用方案为：甲泼尼龙冲击治疗 1～2 个疗程后口服泼尼松＋环磷酰胺（或其他免疫抑制剂）＋肝素＋双嘧达莫。亦有甲泼尼龙联合尿激酶冲击治疗＋口服泼尼松＋环磷酰胺＋华法林＋双嘧达莫治疗。

3.肾外症状的治疗

（1）关节症状治疗：关节痛患儿通常应用非甾体抗炎药能很快止痛。口服泼尼松（1 mg/ kg·d，2 周后减量）可降低过敏性紫癜关节炎患儿关节疼痛程度及疼痛持续时间。

（2）胃肠道症状治疗：激素治疗可较快缓解急性过敏性紫癜的胃肠道症状，缩短腹痛持续时间。腹痛明显时需要严密监测患儿出血情况（如呕血、黑便或血便），必要时需行内镜检查。严重胃肠道血管炎，应用丙种球蛋白、甲泼尼龙静脉滴注及血浆置换或联合治疗均有效。

（3）急性胰腺炎的治疗：给予对症、支持疗法，卧床休息，少蛋白低脂少渣半流饮食，注意维持水电解质平衡，并监测尿量和肾功能。

(4)肺出血的治疗:应在强有力支持疗法的基础上,排除感染后早期使用甲泼尼龙静脉冲击,并配合使用环磷酰胺或硫唑嘌呤,加强对症治疗,如贫血严重可予输血,呼吸衰竭时及早应用机械通气,并发弥散性血管内凝血可按相关诊疗指南治疗。

(七)预后

病理类型与预后有关,病理改变中新月体<50%者,预后好,仅5%发生肾衰竭,而新月体>50%者,约30%发生肾衰竭,而新月体超过75%者中60%~70%可发生肾衰竭。按ISKDC分类法Ⅱ级、Ⅲa级预后较好,Ⅲb、Ⅳ及Ⅴ级的预后差。且肾小管间质改变严重者预后差,电镜下见电子致密物沉积在上皮下者预后差。对紫癜性肾炎患儿应加强随访,病程中出现尿检异常的患儿则应延长随访时间,建议至少随访3~5年。

四、狼疮性肾炎

系统性红斑狼疮是一种累及多系统,多器官的具有多种自身抗体的自身免疫病。该病在亚洲地区女孩发病率最高,有报道白种女孩为4.4/10~1.27万,而亚洲女孩则为31.14/10~6.16万。我国发病率约为70/10万人口,其中女性占85%~95%,多数发生在13~14岁。当系统性红斑狼疮并发肾脏损害时即为狼疮性肾炎。一般认为狼疮性肾炎占系统性红斑狼疮的46%~77%,而对系统性红斑狼疮患儿肾活检发现系统性红斑狼疮患儿100%有轻重不等的肾损害。儿童狼疮性肾炎损害发生率高于成人,系统性红斑狼疮起病早期可有60%~80%肾脏受累,2年内可有90%出现肾脏损害。肾脏病变程度直接影响系统性红斑狼疮的预后。肾受累及进行性肾功能损害是系统性红斑狼疮的主要死亡原因之一。

(一)病因及发病机制

1.可能的致病因素

(1)病毒感染:C型DNA病毒(慢病毒)感染有关。

(2)遗传因素:本病遗传易感基因位于第6对染色体中,遗传性补体缺陷易患系统性红斑狼疮,带 *HLADW*3,*HLA-BW*15 者易发生系统性红斑狼疮。

(3)性激素:不论男女患儿体内雌激素增高,雄激素降低,雌激素增高可加重病情。

(4)自身组织破坏

日晒紫外线可使40%的患儿病情加重。某些药物如氨基柳酸,青霉素,磺胺等可诱发或加重系统性红斑狼疮。

2.狼疮性肾炎的发病机制

较为复杂,尚不完全明了。目前研究认为系统性红斑狼疮患儿体内存在多种自身抗体,在狼疮性肾炎的发生、发展过程中占有非常重要的地位,其产生与细胞凋亡密切相关:主要是自身反应性 T、B 细胞逃脱细胞凋亡而处于活化增殖状态,引起机体对自身抗原的外周耐受缺陷,导致自身免疫异常而致病。促发因素包括以下两项。①遗传:小儿系统性红斑狼疮有家族遗传倾向。13.8% 小儿系统性红斑狼疮患儿的三代亲属中有一或更多亲属有结缔组织病,同卵双胎一致发病的百分比高达 70%。②病毒感染、日光、药物等。

近些年来,人们对狼疮性肾炎的发病机制有了更深刻的认识,普遍观点认为自身抗体通过核小体介导与肾脏结合而致病。细胞凋亡的产物核小体(由组蛋白与 DNA 两部分组成)作为自身抗原诱导机体产生自身抗体,即抗核小体抗体。近来的研究表明,在狼疮性肾炎的病程中抗核小体抗体可早于抗 dsDNA 抗体而出现,其敏感性及特异性均优于后者,且血中抗体水平与蛋白尿、疾病活动性呈显著相关。核小体的一端通过组蛋白或 DNA 与肾小球基膜、系膜细胞等相结合,另一端暴露出抗体的结合位点,从而介导自身抗体与肾脏结合,导致补体活化、炎症细胞聚集和细胞因子释放,诱发狼疮性肾炎。核小体中组蛋白或 DNA 与肾小球不同成分的结合,可以导致自身抗体在不同的部位形成沉积,从而产生不同的临床表现和病理分型。

此外,细胞凋亡对维持肾小球内环境的稳定也同样具有重要意义。近年来,有研究发现狼疮性肾炎时除了整体水平上的淋巴细胞凋亡异常外,肾小球局部也存在着细胞凋亡调节的紊乱。

(二)病理

1.病理分类标准

国际肾脏病协会和肾脏病理学会近年来正式公布最新狼疮性肾炎的病理学分类:Ⅰ型-系膜轻微病变型狼疮性肾炎;Ⅱ型-系膜增生型狼疮性肾炎;Ⅲ型-局灶型狼疮性肾炎;Ⅳ型-弥漫型狼疮性肾炎;Ⅴ型-膜型狼疮性肾炎;Ⅵ型-进行性硬化型狼疮性肾炎。

据报道儿童狼疮性肾炎中Ⅰ~Ⅱ型占 25%,Ⅲ~Ⅳ型占 65%,Ⅴ型占 9%。值得注意的是,上述各型之间转型较为常见。此外,狼疮性肾炎免疫荧光检查典型表现是以 IgG 为主,早期补体成分如 C4、C1q 通常与 C3 一起存在。三种免疫球蛋白加上 C3、C4、C1q 均存在时,称满堂亮,见于 1/4~2/3 患儿。

2.间质和小管损伤

狼疮性肾炎的间质和小管损伤相当常见,表现为肾小管变性、萎缩和坏死,炎性细胞浸润,基膜变厚和间质纤维化。免疫荧光可见 IgG、C1q、C3、C4 局灶性沉积于肾小管基膜。电镜下可见电子致密物沿肾小管基膜沉积。少数以急性小管间质肾炎单独存在,可表现为急性肾衰竭。

3.血管损伤

血管免疫沉积、透明和非炎症性坏死性病变、伴血管壁淋巴和单核细胞浸润的真性血管炎均可见,罕见肾内小动脉血栓,这些血管病变预示不良预后,偶尔可见血栓性微血管病。

4.活动性病变和慢性病变的判断

狼疮性肾炎活动性指数和慢性指数的判断是评估疾病活动性及预后的标准指标。

(三)临床表现

狼疮性肾炎的临床表现多种多样,主要表现为两大类。

1.狼疮性肾炎的肾脏表现

其中 1/4~2/3 的系统性红斑狼疮患儿会出现狼疮性肾炎的临床表现。狼疮性肾炎 100% 可出现程度不同的蛋白尿、80% 镜下血尿,常伴有管型尿、水肿、高血压及肾功能障碍,夜尿增多也常常是狼疮性肾炎的早期症状之一。

根据中华医学会儿科学分会肾脏病学组近年来制定的《狼疮性肾炎的诊断治疗指南》儿童狼疮性肾炎临床表现分为以下 7 种类型:①孤立性血尿和/或蛋白尿型;②急性肾炎型;③肾病综合征型;④急进性肾炎型;⑤慢性肾炎型;⑥肾小管间质损害型;⑦亚临床型:系统性红斑狼疮患儿无肾损害临床表现,但存在轻重不一的肾病理损害。

2.狼疮性肾炎的全身性表现

可表现为发热、皮肤黏膜症状、关节症状、肌肉骨骼症状、多发性浆膜炎、血液系统和心血管系统损害、肝脏、肺脏、中枢神经系统症状等,甚至出现急性危及生命的狼疮危象。其他临床表现可见眼部病变,如眼底静脉迂曲扩张、视盘萎缩,典型的眼底改变是棉绒斑,还可见巩膜炎、虹膜炎等。

(四)诊断与鉴别诊断

狼疮性肾炎诊断标准:根据中华医学会儿科学分会肾脏病学组近年来制定的《狼疮性肾炎的诊断治疗指南》,系统性红斑狼疮患儿有下列任一项肾受累表现者即可诊断为狼疮性肾炎:①尿蛋白检查满足以下任一项者:1周内3次尿蛋白定性检查阳性;24小时尿蛋白定量>150 mg;1周内3次尿微量清蛋白高于正常值;②离心尿每高倍镜视红细胞>5个;③肾功能异常(包括肾小球和/或肾小管功能);④肾活检异常。

系统性红斑狼疮的临床表现多种多样,临床误诊率较高,尤其是临床表现不典型和早期系统性红斑狼疮,诊断时应注意与原发性肾小球疾病、感染性疾病、慢性活动性肝炎、特发性血小板减少性紫癜等相鉴别。

(五)治疗

狼疮性肾炎的治疗较为复杂,应按照肾脏病理类型进行相应的治疗。治疗的早晚、是否正确用药及疗程的选择是决定狼疮性肾炎疗效的关键。

1.治疗原则

(1)伴有肾损害症状者,应尽早行肾活检,以便于依据不同肾脏病理特点制订治疗方案。

(2)积极控制系统性红斑狼疮/狼疮性肾炎的活动性。

(3)坚持长期、正规、合理的药物治疗,并加强随访。

(4)尽可能减少药物毒副作用,切记不要以生命的代价去追求药物治疗的完全缓解。

2.一般对症治疗

包括疾病活动期卧床休息,注意营养,避免日晒,防治感染,避免使用引起肾损害和能够诱发本病的药物。不做预防注射。

所有狼疮性肾炎均需加用羟氯喹作为基础治疗。羟氯喹一般剂量4~6 mg/(kg·d),最大剂量6.5 mg/(kg·d),对于眼科检查正常的患儿通常是安全的;对于肾小球滤过率<30 mL/min的患儿有必要调整剂量。

3.狼疮性肾炎的治疗

根据我国儿童《狼疮性肾炎的诊断治疗指南》按照以下病理分型治疗。

(1)Ⅰ型、Ⅱ型:一般认为,伴有肾外症状者,予以系统性红斑狼疮常规治疗;儿童患儿只要存在蛋白尿,应加用泼尼松治疗,并按临床活动程度调整剂量和疗程。

(2)Ⅲ型:轻微局灶增生性肾小球肾炎的治疗,可予以泼尼松治疗,并按临床活动程度调整剂量和疗程;肾损症状重、明显增生性病变者,参照Ⅳ型治疗。

(3)Ⅳ型:该型为狼疮性肾炎病理改变中最常见、预后最差的类型。指南推荐糖皮质激素加用免疫抑制剂联合治疗。治疗分诱导缓解和维持治疗两个阶段。

诱导缓解阶段:共 6 个月,首选激素＋环磷酰胺冲击治疗。泼尼松 1.5～2.0 mg/(kg·d),6～8 周,根据治疗反应缓慢减量。环磷酰胺静脉冲击有 2 种方法可选择:①500～750 mg/(m² ·次),每月 1 次,共 6 次;②8～12 mg/(kg·d),每 2 周连用 2 天,总剂量 150 mg/kg。肾脏增生病变显著时需给予环磷酰胺冲击联合甲泼尼龙冲击。甲泼尼龙冲击 15～30 mg/(kg·d),最大剂量不超过 1 g/d,3 天为 1 个疗程,根据病情可间隔 3～5 天重复 1～2 个疗程。吗替麦考酚酯可作为诱导缓解治疗时环磷酰胺的替代药物,在不能耐受环磷酰胺治疗、病情反复或环磷酰胺治疗无效情况下,可换用吗替麦考酚酯,指南推荐儿童吗替麦考酚酯剂量 20～30 mg/(kg·d)。环磷酰胺诱导治疗 12 周无反应者,可考虑换用吗替麦考酚酯替代环磷酰胺。

维持治疗阶段:至少 2～3 年。在完成 6 个月的诱导治疗后呈完全反应者,停用环磷酰胺,泼尼松逐渐减量至每天 5～10 mg 口服,维持至少 2 年;在最后一次使用环磷酰胺后两周加用硫唑嘌呤 1.5～2 mg/(kg·d)(1 次或分次服用)或吗替麦考酚酯。初治 6 个月非完全反应者,继续用环磷酰胺每 3 个月冲击 1 次,至狼疮性肾炎缓解达 1 年。近年来,吗替麦考酚酯在维持期的治疗受到愈来愈多的关注。吗替麦考酚酯可用于不能耐受硫唑嘌呤的患儿,或治疗中肾损害反复者。

(4)Ⅴ型:临床表现为蛋白尿者,加用环孢素或环磷酰胺较单独激素治疗者效果好。合并增生性病变者,按病理Ⅳ型治疗。近年有报道针对Ⅴ＋Ⅳ型患儿采取泼尼松＋吗替麦考酚酯＋他克莫司的多靶点联合治疗有效,但尚需进一步的多中心随机对照试验的验证。

(5)Ⅵ型:具有明显肾功能不全者,予以肾替代治疗(透析或肾移植),其生存率与非狼疮性肾炎的终末期肾病患儿无差异。如果同时伴有活动性病变,仍应当给予泼尼松和免疫抑制剂治疗。

4.血浆置换和血浆免疫吸附

血浆置换能够有效降低血浆中的免疫活性物质,清除导致肾脏损伤的炎症介质,因此能够阻止和减少免疫反应,中断或减缓肾脏病理进展。对激素治疗无效或激素联合细胞毒或免疫抑制剂无效,肾功能急剧恶化者或Ⅳ型狼疮活动期,可进行血浆置换。近年来发展的血浆免疫吸附治疗系统性红斑狼疮和/或狼疮性肾炎适用于:①活动性系统性红斑狼疮和/或狼疮性肾炎或病情急性进展者;②伴有狼疮危象者;③难治性病例或复发者;④存在多种自身免疫性抗体者;⑤因药物不良反应而停药病情仍活动者。常与激素和免疫抑制剂合用提高了疗效。

5.抗凝治疗

狼疮性肾炎常呈高凝状态,可使用普通肝素 1 mg/(kg·d),加入 50～100 mL葡萄糖溶液中静脉点滴,或低分子肝素 50～100 Axa IU/(kg·d),皮下注射;已有血栓形成者可用尿激酶 2 万～6 万 U 溶于葡萄糖中静脉滴注,每天1 次,疗程 1～2 周。

6.透析和肾移植

肾衰竭者可进行透析治疗和肾移植,但有移植肾再发狼疮性肾炎的报道。

(六)预后

不定期随诊、不遵循医嘱、不规范治疗和严重感染是儿童狼疮性肾炎致死的重要原因。影响狼疮性肾炎预后有诸多因素,若出现下列因素者提示预后不良:①儿童时期(年龄≤15 岁)发病;②合并有大量蛋白尿;③合并有高血压;④血肌酐明显升高,≥120 μmol/L;⑤狼疮肾炎活性指数≥12 分和/或慢性损害指数≥4分;⑥病理类型为Ⅳ型或Ⅵ型。

五、乙型肝炎病毒相关性肾炎

乙型肝炎病毒相关性肾炎是指继发于乙型肝炎病毒感染的肾小球肾炎。本病是儿童时期较为常见的继发性肾小球疾病之一,主要表现为肾病综合征或蛋白尿、血尿,病理改变以膜性肾病最多见。1992 年我国将乙肝疫苗纳入计划免疫,儿童乙型肝炎病毒感染率开始显著降低,乙型肝炎病毒相关性肾炎的发病率也呈下降趋势,占儿童肾活检的比例近年来已不足 5%。

(一)病因

本病由乙型肝炎病毒感染所致,乙型肝炎病毒是直径为 42～45 nm 的球形颗粒(Dane 颗粒),系 DNA 病毒,由双层外壳及内核组成,内含双股 DNA 及DNA 多聚酶,其中一条负链为长链约 3.2 kb,另一条正链是短链,约 2.8 kb,长链DNA 上有 4 个阅读框架,分别编码 HBsAg、HBcAg、HBeAg、DNA 多聚酶和X 蛋白,HBsAg、HBcAg 和 HBeAg 可以沉积于肾小球毛细血管壁导致肾炎发生,乙型肝炎病毒基因变异也可能在肾炎的发生中起一定作用。

(二)发病机制

乙型肝炎病毒相关性肾炎的发病机制尚不清楚,目前有以下几种研究结果。

1.免疫复合物导致的损伤

(1)循环免疫复合物,HBsAg 和 HBcAg 与其相应的抗体形成免疫复合物沉积于系膜区或内皮下,引起系膜增生性肾炎或系膜毛细血管性肾炎。HBeAg 与其抗体形成的免疫复合物沉积于基膜引起膜性肾病。

(2)原位免疫复合物,主要是 HbeAg 先植入基膜,其抗原再与抗体结合,引起膜性肾病。

2.病毒直接对肾脏细胞的损害

病毒可以感染肾脏细胞,或者通过产生诸如 X 蛋白等导致细胞病变。

3.自身免疫性损害

乙型肝炎病毒感染机体后,可以刺激机体产生多种自身抗体,如抗 DNA 抗体、抗细胞骨架成分抗体和抗肾小球刷状缘抗体等,从而产生自身免疫反应,导致肾脏损害。

(三)病理

儿童乙型肝炎病毒相关性肾炎大多表现为膜性肾病,其次为膜增生性肾小球肾炎、系膜增生性肾小球肾炎、局灶节段性系膜增生或局灶节段硬化性肾小球肾炎、IgA 肾病。往往伴有轻中度的系膜细胞增生且增生的系膜有插入,但多限于旁系膜区,很少伸及远端毛细血管内皮下。免疫荧光检查 IgG 及 C3 呈颗粒样沉积在毛细血管壁和系膜区,也常有 IgM、IgA 及 C1q 沉积,肾小球内一般都有乙型肝炎病毒抗原(HBsAg、HBcAg 和 HBeAg)沉积。电镜检查可见电子致密物在上皮下、内皮下及系膜区沉积。

(四)临床表现

本病多见于学龄前期及学龄期儿童,男孩明显多于女孩。起病隐匿,家庭多有乙型肝炎病毒感染携带者。

1.肾脏表现

大多表现为肾病综合征或者肾炎综合征,对肾上腺皮质激素治疗一般无反应。水肿多不明显,少数患儿呈明显凹陷性水肿并伴有腹水,高血压和肾功能不全较少见。

2.肝脏表现

约半数患儿转氨酶升高,黄疸少见。

(五)辅助检查

1.尿液

可出现血尿及蛋白尿、管型尿,尿蛋白主要为清蛋白。

2.血生化

往往有清蛋白下降,胆固醇增高,谷丙转氨酶及谷草转氨酶可升高或正常,血浆蛋白电泳 α_2 及 β 球蛋白升高,γ 球蛋白则往往正常。

3.乙型肝炎病毒血清学标记

大多数患儿为乙肝大三阳(HBsAg、HBeAg 及 HBcAb 阳性),少数患儿为小三阳(HBsAg、HBeAb 及 HBcAb 阳性),单纯 HBsAg 阳性者较少。

4.乙型肝炎病毒-DNA

血清乙型肝炎病毒-DNA 阳性。

5.免疫学检查

部分患儿血清 IgG 降低,C3 降低。

6.肾活检

肾活体组织检查是确定乙型肝炎病毒相关性肾炎的最终手段,是诊断乙型肝炎病毒相关性肾炎的必备条件。

(六)诊断

诊断参考中华医学会儿科学分会肾脏病学组制定的《儿童乙型肝炎病毒相关性肾炎诊断和治疗循证指南》。

(1)血清乙型肝炎病毒标志物阳性。

(2)患肾病或肾炎并除外其他肾小球疾病。

(3)肾组织切片中找到乙型肝炎病毒抗原或乙型肝炎病毒-DNA。

(4)肾组织病理改变:绝大多数为膜性肾炎,少数为膜增生性肾炎和系膜增生性肾炎。

值得说明的是:①符合第 1、2、3 条即可确诊,不论其肾组织病理改变如何;②只具备 2、3 条时也可确诊;③符合诊断条件中的第 1、2 条且肾组织病理确诊为膜性肾炎时,尽管其肾组织切片中未查到乙型肝炎病毒抗原或乙型肝炎病毒-DNA,但儿童原发膜性肾病非常少,也需考虑乙型肝炎肾炎的诊断;④我国为乙型肝炎病毒感染高发地区,如肾小球疾病患儿同时有乙型肝炎病毒抗原血症,尚不足以作为乙型肝炎病毒相关性肾炎相关肾炎的依据。

(七)治疗

1.一般治疗

包括低盐、适量优质蛋白饮食;水肿时利尿,一般口服利尿剂,严重水肿时可静脉应用呋塞米,有高凝倾向者需抗血小板或者肝素治疗。

2.抗病毒治疗

抗病毒治疗是儿童乙型肝炎病毒相关性肾炎主要的治疗方法,抗病毒治疗适合血清乙型肝炎病毒 DNA$\geq 10^5$ copies/mL(HBeAg 阴性者$\geq 10^4$ copies/mL)伴血清丙氨酸氨基转移酶$\geq 2 \times$ULN 的乙型肝炎病毒相关性肾炎。大量蛋白尿患儿血清丙氨酸氨基转移酶$< 2 \times$ULN 但乙型肝炎病毒 DNA$\geq 10^5$ copies/mL 也可考虑抗病毒治疗。方法有 α-干扰素隔天注射,每次 300 万/m²,疗程半年以上;拉米夫定 3 mg/(kg·d)($<$100 mg/d),疗程 1 年以上。

3.激素与免疫抑制剂

对儿童乙型肝炎病毒相关性肾炎应以抗病毒治疗为主,在抗病毒治疗同时应慎用激素治疗,因为有增加乙型肝炎病毒复制的风险,不推荐单用激素和免疫抑制剂治疗。

4.免疫调节剂

可用胸腺素和中药增强免疫治疗,对抑制乙型肝炎病毒增殖有一定效果。

六、遗传性肾小球肾炎

近年发现的遗传性肾小球疾病越来越多,但遗传性肾炎通常指 Alport 综合征,该病以血尿为主,逐步出现蛋白尿,肾功能进行性减退,常伴有神经性高频听力减低及眼部异常。

(一)病因及遗传学

Alport 综合征是组成基膜的Ⅳ型胶原的 α_5、α_3、α_4 链的基因突变所致,导致不能形成完整的Ⅳ型胶原网,因而肾小球基膜广泛撕裂、分层、厚薄不均,眼和耳等肾外脏器也有Ⅳ型胶原结构同样出现缺陷,而出现相应症状。

Ⅳ型胶原有 6 种不同 α 链($\alpha_1 \sim \alpha_6$),其编码基因为*COL4A1~COL4A6*。α_5 链基因位于 X 染色体,α_3 链基因和 α_4 链基因位于第 2 号染色体上。约 85% 的 Alport 综合征为性连锁显性遗传,由*COL4A5* 突变所致,15% 为常染色体隐性遗传,由*COL4A3/COL4A4* 突变所致,还有少数为常染色体显性遗传。

(二)病理

早期肾小球正常或轻度上皮细胞增生及系膜基质增加,晚期发展到肾小球硬化,40% 病例在皮髓质交界处的间质中有泡沫细胞浸润。免疫荧光检查通常为阴性。偶尔也能见到某些免疫球蛋白如 IgM,补体 C3 等在肾小球内少量沉积。电镜下肾小球基膜广泛撕裂、分层、厚薄不均,其间含有电子致密颗粒,肾小球上皮部分足突融合或伴微绒毛形成。

(三)临床表现

1.肾脏表现

持续显微镜下血尿,可有间歇性肉眼血尿,蛋白尿程度不等。受累男孩几乎全部发展至尿毒症,根据出现发生尿毒症时年龄可分为早发肾衰竭型(<31 岁)和晚发肾衰竭型(>31 岁)。

2.神经性耳聋

随着年龄的增长,患儿逐渐出现高频区(4 000～8 000 Hz)神经性耳聋,男性尤多见。两侧耳聋程度可以不完全对称,但为进行性的,耳聋将渐及全音域。

3.眼病变

具特征性的眼部异常为前圆锥形晶状体,其他常见的眼部异常为黄斑周围色素改变,在黄斑区中心凹周围有致密微粒沉着,先天性白内障、眼球震颤等。

4.其他

巨血小板减少症;食管平滑肌瘤,也可出现在气管和女性生殖道(如阴蒂、大阴唇及子宫等)等部位。

(四)诊断和鉴别诊断

有以血尿为主要特点的肾脏表现,伴或者不伴有神经性耳聋和眼病变,肾活检有特征性肾小球基膜分层、撕裂和厚薄不均等变化即可以确诊。肾脏Ⅳ型胶原的 α_5、α_3 链或者皮肤的 α_5 免疫组化染色以及 *COL4A3/COL4A4/COL45* 基因突变分析也可诊断本病,并确定遗传类型。

主要需与良性家族性血尿相鉴别,后者主要表现为无症状性单纯性血尿,肾脏病变不呈进行性故又名良性血尿。病理改变光镜下正常,电镜下特征为弥漫性肾小球基膜变薄,故又称薄基膜病。

(五)治疗

Alport 综合征治疗以减少蛋白尿,对症、控制并发症为主,防止过度疲劳及剧烈体育运动。遇有感染时避免应用肾毒性药物。发展至终末期肾衰竭则需长期透析或者肾移植。Alport 综合征患儿肾移植后可产生抗肾小球基膜的抗体,发生抗肾小球基膜肾炎(Goodpasture 综合征)。

第二节　肾小管疾病

一、肾小管酸中毒

肾小管酸中毒是由于近端肾小管对 HCO_3^- 重吸收障碍和/或远端肾小管排泌氢离子障碍所致的一组临床综合征。其主要表现为慢性高氯性代谢性酸中毒、电解质紊乱、肾性骨病、尿路症状等。原发性者为先天遗传缺陷，多有家族史，早期无肾小球功能障碍。继发性者可见于许多肾脏和全身疾病。肾小管酸中毒一般分为 4 个临床类型：①远端肾小管酸中毒；②近端肾小管酸中毒；③混合型或Ⅲ型肾小管酸中毒；④高钾型肾小管酸中毒。

(一)远端肾小管酸中毒(Ⅰ型)

远端肾小管酸中毒是由于远端肾小管排泌 H^+ 障碍，尿 NH_4^- 及可滴定酸排出减少所致。

1.病因

Ⅰ型肾小管酸中毒有原发性和继发性，原发者为遗传性肾小管 H^+ 泵缺陷，常染色体隐性遗传涉及编码 V-ATP 酶的 α_4 亚基的基因 *ATP6V0A4* 和 β_1 亚基的基因 *ATP6V1B1* 突变，以及编码阴离子交换通道 1 的基因 *SCL4A1* 突变。常染色体显性遗传仅涉及 *SCL4A1* 基因突变。继发者可见于很多疾病，如肾盂肾炎、特发性高 γ-球蛋白血症、干燥综合征、原发性胆汁性肝硬化、系统性红斑狼疮、纤维素性肺泡炎、甲状旁腺功能亢进、甲状腺功能亢进、维生素 D 中毒、特发性高钙尿症、Wilson 病、药物性或中毒性肾病、髓质囊性病、珠蛋白生成障碍性贫血、碳酸酐酶缺乏症等。

2.发病机制

正常情况下远曲小管 HCO_3^- 重吸收很少，排泌的 H^+ 主要与管腔液中 Na_2HPO_3 交换 Na^+，形成 NaH_2PO_4，与 NH_3 结合形成 NH_4^+。$H_2PO_4^-$ 与 NH_4^+ 不能弥散至细胞内，因此产生较陡峭的小管腔液-管周间 H^+ 梯度。Ⅰ型肾小管酸中毒患儿不能形成或维持小管腔液-管周间 H^+ 梯度，故使 H^+ 储积，而体内 HCO_3^- 储备下降，血液中 Cl^- 代偿性增高，尿液酸化功能障碍，尿 pH>5.5，净酸排泄减少，因而发生高氯性酸中毒。

由于泌 H^+ 障碍，Na^+-H^+ 交换减少，必然导致 Na^+-K^+ 交换增加，大量 K^+、

Na^+ 被排出体外,因而造成低钾、低钠血症。患儿由于长期处于酸中毒状态,致使骨质脱钙、骨骼软化而变形,骨质游离出的钙可导致肾钙化或尿路结石。

3.临床表现

本病的临床表现主要有:①高氯性代谢性酸中毒;②电解质紊乱主要为高氯血症和低钾血症;③尿 NH_4^+ 和可滴定酸排出减少,尿钾排出增多;④碱性尿,即使在酸中毒或酸负荷时,始终尿 pH>5.5;⑤高尿钙,常有肾钙化或肾结石表现;⑥尿路症状等。原发性病例可在出生后即有临床表现。临床上分为婴儿型和幼儿型。慢性代谢性酸中毒表现有厌食、恶心、呕吐、腹泻、便秘及生长发育落后等。低钾血症患儿出现全身肌无力和周期性瘫痪。肾性骨病常表现为软骨病或佝偻病,囟门宽大且闭合延迟,出牙延迟或牙齿早脱,维生素 D 治疗效果差。患儿常有骨痛、骨折,小儿可有骨骼畸形、侏儒等。由于肾结石和肾钙化,患儿可有血尿、尿痛等表现,易导致继发感染与梗阻性肾病。肾脏浓缩功能受损时,患儿还常有多饮、多尿、烦渴等症状。

4.辅助检查

(1)血液生化检查:①血浆 pH、HCO_3^- 或 CO_2CP 降低。②血氯升高,血钾、血钠降低,血钙和血磷偏低,阴离子间隙正常。③血碱性磷酸酶升高。

(2)尿液检查:①尿比重低。②尿 pH>5.5。③尿钠、钾、钙、磷增加。④尿铵显著减少。

(3)HCO_3^- 排泄分数<5%:从每天口服碳酸氢钠 2~10 mmol/kg 起,逐日增加剂量至酸中毒纠正,然后测定血和尿中 HCO_3^- 和肌酐。按下列分式计算:

$$FE \ HCO_3^- = (尿 \ HCO_3^-/血 \ HCO_3^-) \div (尿肌酐/血肌酐) \times 100$$

(4)肾功能检查:早期为肾小管功能降低。待肾结石、肾钙化导致梗阻性肾病时,可出现肾小球滤过率下降,血肌酐和血尿素氮升高。

(5)X 线检查:骨密度普遍降低和佝偻病表现,可见陈旧性骨折。腹部平片可见泌尿系统结石影和肾钙化。

(6)判别试验:对于不典型病例及不完全型肾小管酸中毒及判别机制类型,有赖于下列试验诊断方法。①尿 pH 及氯化铵负荷试验酸中毒时肾小管泌 H^+ 增加,尿 pH 下降。通常血 pH<7.35 时,尿 pH 应<5.5。氯化铵负荷试验对明显酸中毒者不宜应用。当血 HCO_3^- 降至 20 mmol/L 以下时,尿 pH>5.5,具有诊断价值。尿 pH<5.5,则可排除本症。②尿 TA 和 NH_4^+ 的测定:Ⅰ型肾小管酸中毒者尿 TA 和尿 NH_4^+ 排出明显减少,但Ⅱ型肾小管酸中毒尿 NH_4^+ 排出量正常,甚至代偿增加。此试验可估计Ⅰ型肾小管酸中毒酸化功能损害程度及鉴

别Ⅰ型和Ⅱ型。③尿二氧化碳分压测定：在碱性尿的条件下，远端肾小管泌 H^+ 增加，H_2CO_3 延迟脱水，是尿二氧化碳分压升高的主要原因，以尿二氧化碳分压作为判断完全性或不完全性Ⅰ型肾小管酸中毒的 H^+ 分泌缺陷。正常尿二氧化碳分压＞4.0 kPa，完全性或不完全性Ⅰ型肾小管酸中毒 H^+ 分泌缺陷者＜4.0 kPa。在本试验中应注意出现代谢性碱中毒，低血钾，水潴留等不良反应。

5.诊断与鉴别诊断

根据以上典型临床表现，排除其他原因所致的代谢性酸中毒，尿 pH＞5.5 者，即可诊断远端肾小管酸中毒，确定诊断应具有：①即使在严重酸中毒时，尿 pH 也不会低于 5.5；②有显著的钙、磷代谢紊乱及骨骼改变；③尿 NH_4^+ 显著降低；④FE HCO_3^- ＜5％；⑤氯化铵负荷试验阳性。对于不典型病例及不完全型肾小管酸中毒，诊断有赖于判别诊断试验。鉴别诊断主要是与各种原因所致的继发性远端肾小管酸中毒相区别。

6.治疗

(1)纠正酸中毒：在儿童，即使肾小管酸中毒-I，亦有 6％～15％的碳酸氢盐从肾脏丢失（成人＜5％），故可给予 2.5～7 mmol/(kg·d)的碱性药物。常用口服碳酸氢钠或用复方枸橼酸溶液（Shohl 液，含枸橼酸 140 g，枸橼酸钠 98 g，加水 1 000 mL），1 mL 相当于 1 mmol 的碳酸氢钠盐。开始剂量 2～4 mmol/(kg·d)，最大可用至 14 mmol/(kg·d)，直至酸中毒纠正。

(2)纠正电解质紊乱：低钾血症可服 10％枸橼酸钾 0.5～1 mmol/(kg·d)，每天 3 次。不宜用氯化钾，以免加重高氯血症。

(3)肾性骨病的治疗：可用维生素 D、钙剂。维生素 D 剂量 5 000～10 000 IU/d。但应注意：①从小剂量开始，缓慢增量；②监测血药浓度及血钙、尿钙浓度及时调整剂量，防止高钙血症的发生。

(4)利尿剂的使用：噻嗪类利尿剂可减少尿钙排泄，促进钙回吸收，防止钙在肾内沉积。如氢氯噻嗪 1～3 mg/(kg·d)，分 3 次口服。

(5)其他：补充营养，保证入量，控制感染及原发疾病的治疗均为非常重要的措施。

7.预后

如早期发现，长期治疗，防止肾钙化及骨骼畸形的发生，预后良好，甚至可达正常的生长发育水平。有些患儿可自行缓解，但也有部分患儿可发展为慢性肾衰竭死亡。

(二)近端肾小管酸中毒(Ⅱ型)

近端肾小管酸中毒是由于近端肾小管重吸收 HCO_3^- 功能障碍所致。

1.病因

Ⅱ型肾小管酸中毒病因亦可分为原发性和继发性。①原发性:为常染色体隐性遗传,为编码近端肾小管上皮细胞 $Na-HCO_3^-$ 共转运离子通道基因突变;②继发性:可继发于重金属盐中毒、过期四环素中毒、甲状旁腺功能亢进、高球蛋白血症、半乳糖血症、胱氨酸尿症、Wilson病、干燥综合征、髓质囊性病变、多发性骨髓瘤等。

2.发病机制

患儿肾小管 HCO_3^- 阈值一般为 $15\sim18$ mmol/L,显著低于正常阈值($21\sim25$ mmol/L),故即使血液 HCO_3^- 浓度低于 21 mmol/L,也有大量的 HCO_3^- 由尿中丢失,此时患儿产生酸中毒而其尿液呈碱性。由于其远端肾小管泌 H^+ 功能正常,故当患儿 HCO_3^- 下降至 $15\sim18$ mmol/L,尿 HCO_3^- 丢失减少,尿液酸化正常,故尿 pH 可低于 5.5。补碱后尿中排出大量碳酸氢盐。远端肾小管 K^+-Na^+ 交换增多,可导致低钾血症。

3.临床表现

本型男性患儿稍多,症状类似但较轻于Ⅰ型肾小管酸中毒,特点有:①生长发育落后,但大多数无严重的骨骼畸形,肾结石、肾钙化少见;②明显的低钾表现;③高氯性代谢性酸中毒;④可同时有其他近端肾小管功能障碍的表现。患儿常有多尿、脱水、烦渴症状;⑤少数病例为不完全型,无明显代谢性酸中毒,但进一步发展可为完全型。

4.辅助检查

(1)血液生化检查:①血 pH、HCO_3^- 或 CO_2CP 降低;②血氯显著升高,血钾显著降低,阴离子间隙可正常。

(2)尿液检查:①尿比重和渗透压降低;②当酸中毒加重,血 HCO_3^- <16 mmol/L时,尿 pH<5.5。

(3)HCO_3^- 排泄分数>15%。

(4)判别试验氯化铵负荷试验:尿 pH<5.5。

5.诊断与鉴别诊断

在临床上具有多饮、多尿,恶心呕吐和生长迟缓,血液检查具有持续性低钾高氯性代谢性酸中毒特征者应考虑近端肾小管酸中毒,确定诊断应具有:①当血

$HCO_3^-<16$ mmol/L 时,尿 pH<5.5;②FE $HCO_3^->15\%$;③尿钙不高,临床无明显骨骼畸形、肾结石和肾钙化;④氯化铵试验阴性。

当患儿伴有其他近端肾小管功能障碍时须注意与下列疾病相鉴别:①原发性 Fanconi 综合征;②胱氨酸尿;③肝豆状核变性;④毒物或药物中毒等引起的继发性肾小管酸中毒。

6.治疗

(1)纠正酸中毒:因儿童肾 HCO_3^- 阈值比成人低,故患儿尿中 HCO_3^- 丢失更多,治疗所需碱较肾小管酸中毒-Ⅰ为大,其剂量为 10~15 mmol/(kg·d)给予碳酸氢钠或复方枸橼酸溶液(Shohl 液)口服。也可使用 10%枸橼酸钠钾溶液,配方:枸橼酸钠 100 g,枸橼酸钾 100 g,加水至 1 000 mL,每毫升含 Na^+、K^+ 各 1 mmol,含 HCO_3^- 2 mmol,每天 5~10 mL/(kg·d)。

(2)纠正低钾血症。

(3)重症者可予低钠饮食并加用氢氯噻嗪可减少尿 HCO_3^- 排出,促进 HCO_3^- 重吸收。

7.预后

本型预后较好,多数患儿能随年龄增长而自行缓解。

(三)混合型或Ⅲ型肾小管酸中毒

混合型肾小管酸中毒指Ⅰ、Ⅱ型混合存在。有人认为此型为Ⅱ型肾小管酸中毒的一个亚型。尿中排出大量 HCO_3^-,尿可滴定酸及铵排出减少,即使在血浆 HCO_3^- 浓度正常时,尿排出也会大于 15%的滤过量。此型的临床症状一般较重。而所谓的Ⅲ型肾小管酸中毒是指Ⅰ型肾小管酸中毒伴有 HCO_3^- 丢失,与混合型肾小管酸中毒相似,有人认为是Ⅰ型的一个亚型。患儿有着Ⅰ、Ⅱ两型的临床表现。当血浆 HCO_3^- 正常时,尿 HCO_3^- 排泄分数在 5%~10%,酸中毒时,排出量则更大。治疗与Ⅰ、Ⅱ型相同。

(四)高钾型肾小管酸中毒(Ⅳ型)

高钾型肾小管酸中毒是因肾脏分泌肾素功能不足,而致低肾素血症、低醛固酮血症及高钾血症。临床上以高氯性酸中毒及持续性高钾血症为主要特点,一般无糖尿、高氨基酸尿、高磷酸盐尿等其他近曲小管功能异常。此病常有不同程度的肾小球功能不全,并且与酸中毒的严重程度不成比例。尿酸化功能障碍与Ⅱ型肾小管酸中毒相似,但尿中 HCO_3^- 排泄分数<10%,常常仅有 2%~3%。

1.病因

多认为是继发性,临床常见为慢性肾脏病及肾上腺疾病。

2.发病机制

本型多伴有醛固酮分泌低下,肾小管因醛固酮相对缺乏或对醛固酮失敏,不能潴 Na^+ ,排 K^+ 、Cl^- 与 H^+ 而引起高氯酸中毒与高血钾。其发病机制尚未明,可能的原因如下:①肾素血管紧张素系统功能异常或被阻断;②醛固酮的合成、释放、作用障碍;③利尿药如氨苯蝶啶引起 Na^+ 通透性异常;④小管间质病变及 Na^+-K^+-ATP 酶的损害均可使肾小管发生转运障碍;⑤细胞旁 Cl^- 通透性增加导致 Na^+ 转运分流;⑥少数病例血醛固酮不低,系肾小管对醛固酮失敏;⑦最近有人提出此型发病是由于肾远曲小管再吸收氯过多,而致体内 $NaCl$ 增多,细胞外液扩张,血压增高,血肾素及醛固酮分泌低下,引起高血钾与酸中毒。

3.临床表现

本型在临床上以高氯性酸中毒及持续性高钾血症为主要表现,伴有不同程度的肾功能不全,但是高钾血症、酸中毒与肾小球滤过率的下降不成比例。尿可呈酸性($pH<5.5$),尿 NH_4^+ 、K^+ 排出减少。

4.诊断

凡代谢性酸中毒伴持续高钾血症,不能以肾功能不全及其他原因解释时,应考虑本病。结合尿 HCO_3^- 排量增多,尿铵减少,血阴离子间隙正常及醛固酮低可诊断本病。

5.治疗

(1)纠正酸中毒:用碳酸氢钠 $1.5\sim2.0$ mmol/(kg·d),同时有助于减轻高血钾。应限制钾盐摄入,口服阳离子交换树脂及袢利尿剂(如呋塞米、氢氯噻嗪)。同时袢利尿剂可刺激醛固酮的分泌。

(2)高血钾治疗:低肾素、低醛固酮患儿,可使用盐皮质激素,此药具有类醛固酮作用。

(3)盐皮质激素:近年发现多巴胺拮抗剂甲氧氯普胺能刺激醛固酮释放,可试用。

(4)刺激醛固酮分泌。

(5)限钠饮食:虽可刺激肾素和醛固酮释放,但常加重高钾性酸中毒,故应避免长期限钠饮食。

二、Fanconi 综合征

Fanconi 综合征临床上较为少见,以多种肾小管功能紊乱为特征,小分子蛋白、氨基酸、葡萄糖、磷酸盐、碳酸氢盐等不能在近端肾小管重吸收而从尿中丢失,出现代谢性酸中毒、低磷血症、低钙血症、脱水、佝偻病、骨质疏松、生长过缓等表现。起病缓慢,且多于青壮年出现症状。

(一)病因和分类

本病可分为先天性或获得性,原发性或继发性,完全性或不完全性。幼儿大多为原发或者继发于遗传代谢性疾病,年长儿多继发于免疫性疾病、毒物或药物中毒以及各种肾脏病。

(二)发病机制

本病发病机制尚未完全清楚,由于近端小管上皮细胞刷状缘缺失、细胞内回漏、基底侧细胞膜转运障碍、细胞紧密连接处反流入管腔增加等多种原因导致蛋白质、氨基酸、葡萄糖和电解质重吸收障碍,而相应出现代谢性酸中毒、低磷血症、低钙血症、脱水、佝偻病、骨质疏松、生长过缓等表现。

(三)临床表现

本病临床表现取决于肾小管功能障碍的类型和程度。全氨基酸尿、糖尿以及高磷酸盐尿导致低磷血症为本症的三大特征,不完全性 Fanconi 综合征不是全部具备上述 3 个特征,只具备其中 1 至 2 项。

1.原发性 Fanconi 综合征

(1)婴儿型:①起病早,6～12 个月发病;②常因烦渴、多饮、多尿、脱水、消瘦、呕吐、便秘、无力而就诊;③生长迟缓、发育障碍,出现抗维生素 D 佝偻病及营养不良、骨质疏松甚至骨折等表现;④肾性全氨基酸尿,但血浆氨基酸可正常;⑤低血钾,低血磷,碱性磷酸酶活性增高,高氯血症性代谢性酸中毒,尿糖微量或增多,血糖正常;⑥预后较差,可死于尿毒症或继发感染。

(2)幼儿型:2 岁后发病,症状较婴儿型轻,以抗维生素 D 佝偻病及生长迟缓为最突出表现。

(3)成人型:10 岁左右或更晚发病,多种肾小管功能障碍。如糖尿、全氨基酸尿、高磷酸盐尿、低血钾、高氯酸中毒,往往突出表现软骨病,晚期可出现肾衰竭。

2.继发性 Fanconi 综合征

除有上述表现外,还因原发病不同而表现相应特点。

(四)诊断与鉴别诊断

本病无特异诊断试验,根据生长迟缓、佝偻病,多尿及脱水、酸中毒、电解质紊乱相应的临床表现,血生化检查见低血钾、低血磷、低血钠、高血氯性酸中毒、尿糖阳性而血糖正常,全氨基酸尿、X 线检查有骨质疏松、佝偻病表现均有助于诊断,注意询问家族史。应注意原发病的诊断,如胱氨酸储积病者,眼裂隙灯检查可见角膜有胱氨酸结晶沉着,骨髓或血白细胞中胱氨酸含量增加并见到胱氨酸结晶。由于多种类型 Fanconi 综合征可通过特异性治疗及对症处理取得良好疗效,因此病因诊断尤为重要。

(五)治疗

1.病因治疗

对已明确病因的继发性 Fanconi 综合征,可进行特异性治疗。可通过饮食疗法减少或避免有毒代谢产物积聚(半乳糖血症,遗传性果糖不耐受,酪氨酸血症Ⅰ型)或者促进蓄积的重金属排泄(Wilson 病、药物或者重金属中毒)。对于由肾脏疾病或全身疾病引起的 Fanconi 综合征则相应针对原发病治疗。

2.对症治疗

(1)纠正酸中毒:可以根据肾小管受损的程度给予碱性药物,剂量为 2～10 mmol/(kg·d),可采用碳酸氢钠或枸橼酸钠钾合剂,全天剂量分 4～5 次口服,然后根据血中 HCO_3^- 浓度调整剂量,同时注意补钾。

(2)纠正低磷血症:口服中性磷酸盐以纠正低磷血症,剂量为 1～3 g/d,分 3～4 次服,不良反应有胃肠不适和腹泻。磷酸盐有可能加重低钙血症,诱发甲状旁腺功能亢进,可加钙剂和维生素 D 预防。

(3)其他:应补充血容量,防脱水,纠正低钾血症。对于低尿酸血症、氨基酸尿、糖尿及蛋白尿,目前尚缺乏有效的治疗方法。肾功能不全者,则酌情采用保守式肾脏替代治疗。

(六)预后

本病预后取决于原发病、脏器受累程度以及治疗情况,严重者死于严重水、电解质紊乱及肾衰竭。

三、Bartter 综合征

Bartter 综合征是一种肾脏失钾性肾小管病,以低血钾性碱中毒、血浆肾素、血管紧张素和醛固酮增高而血压正常为特点。本病 1962 年由 Bartter 首次报道而得名,此后各地陆续有类似报道,迄今已报道几百例,但更多病例可能被漏诊。本病女性稍多于男性,5 岁以下小儿多见,低血钾症状突出,表现为多尿、烦渴、便秘、厌食和呕吐等。按照发病年龄,Bartter 综合征临床上可以分为先天型(婴儿型)、经典型和成人型。成人型 Bartter 综合征易与 Gitelman 综合征混淆,后者由噻嗪敏感的 Na/Cl 共转运离子通道基因突变所致,同样具备低血钾性碱中毒、血浆肾素和醛固酮增高而血压正常的特点,还有低镁血症和尿排钙减低。

(一)病因

已证实本病是常染色体隐性遗传病,由髓袢升枝粗段或者远端肾小管上皮细胞的离子通道基因突变所引起的临床综合征,迄今已先后发现 5 种 Batter 综合征遗传基因突变。先天型(婴儿型)Batter 综合征(高前列腺素 E 综合征)中,发现呋塞米敏感的 $Na^+/K^+/2Cl^-$ 共同离子通道基因或肾脏外髓的钾通道基因突变。在经典型 Bartter 综合征患儿中,发现 Cl 离子通道 CLC-Kb 基因突变。在有耳聋的先天型(婴儿型)Batter 综合征患儿中,存在编码 Barttin 的基因突变,Cl 离子通道 CLC-Ka 基因和 CLC-Kb 基因同时缺陷也可引起。

(二)发病机制

上述几种离子通道基因突变,导致 $Na^+/K^+/Cl^-$ 重吸收减少,引起排 K^+ 增多,低钾血症等临床表现。此外,肾脏前列腺素产生过多在本病发生中起重要作用。前列腺素 E2 导致血管壁对血管紧张素 Ⅱ 反应低下,血管张力减低,肾脏灌注减少,刺激肾小球旁器代偿性增生肥大,使肾素、血管紧张素和醛固酮分泌增多,排 K^+ 增多,加重低血钾。由于血管对血管紧张素 Ⅱ 反应低下,故血压正常。

(三)病理

肾小球旁器的增生和肥大是 Bartter 综合征主要病理特点,此外,还可见膜增生性肾小球肾炎,间质性肾炎,肾钙化等病理学改变。肾小球旁器细胞可见到肾素合成增加的征象,电镜检查可见粗面内质网和高尔基复合体肥大,可能为肾素沉着,肾素合成增加。

(四)临床表现

本病临床表现复杂多样,以低血钾症状为主。小儿常见症状为烦渴多尿、乏力消瘦、抽搐、生长延缓,成人型常表现为乏力、疲劳、肌肉痉挛,其他较少见症状有轻瘫、感觉异常、遗尿、夜尿多、便秘、恶心、呕吐甚至肠梗阻、嗜盐、直立性低血压、智力障碍、肾钙化、肾衰竭、佝偻病、低镁血症、耳聋等。值得注意的是,有少数患儿没有症状,因其他原因就诊时发现。个别患儿有特殊面容,头大、前额突出、三角形脸、耳郭突出、大眼睛、口角下垂。

先天性 Bartter 综合征在胎儿期表现为间歇性发作的多尿,孕 22～24 周出现羊水过多,需反复抽羊水,以阻止早产。

(五)辅助检查

大多数病例有显著低血钾症,一般在 2.5 mmol/L 以下,最低可至1.5 mmol/L。

代谢性碱中毒也常见,还可出现低钠或低氯血症,婴幼儿低氯血症和碱中毒最为严重,血氯可低至 62 mmol/L。血浆肾素、血管紧张素和醛固酮升高。低渗碱性尿,约 30% 患儿有少量蛋白尿。血镁正常或稍低,尿镁正常,尿钙正常或者增加。

(六)诊断与鉴别诊断

本病诊断要点有低钾血症(1.5~2.5 mmol/L)、高尿钾(>20 mmol/L)、代谢性碱中毒(血浆 HCO_3^- >30 mmol/L)、高肾素血症、高醛固酮血症、对外源性加压素不敏感、肾小球旁器增生、低氯血症、血压正常。

临床上主要与引起低钾性碱中毒的疾病相鉴别,包括:①原发性醛固酮增多症:可出现低血钾和高醛固酮血症,但有高血压和低肾素血症,对血管紧张素反应敏感。②假性醛固酮增多症:也呈低血钾性代谢性碱中毒,但有明显高血压,且肾素和醛固酮水平减低。③假性 Bartter 综合征:由滥用利尿剂泻剂或长期腹泻引起,丢失钾和氯化物,出现低钾血症、高肾素血症和高醛固酮血症,但停用上述药物,症状好转。④Gitelman 综合征:同样具备低血钾性碱中毒、血浆肾素和醛固酮增高而血压正常的特点,还有持续低镁血症,尿镁增加,尿排钙减低,而 Bartter 综合征。Gitelman 综合征基因检测可发现噻嗪敏感的 Na/Cl 共转运离子通道基因突变。

(七)治疗

没有根治方法,主要治疗是纠正低钾血症,防治并发症。包括口服氯化钾、保钾利尿剂、吲哚美辛、卡托普利等,有一定疗效。有持续低镁血症,可以口服氧化镁纠正。上述药物可以联合应用,疗效好于单用一种药物。

(八)预后

婴儿期发病者,症状重,1/3 有智力障碍,可因脱水,电解质紊乱及感染而死亡。5 岁以后发病者,几乎都有生长迟缓,部分患儿呈进行性肾功能不全,甚至发展为急性肾衰竭。有相关报道 11 例死亡病例中,10 例年龄在 1 岁以下,多死于脱水,电解质紊乱或反复感染,年长及成人多死于慢性肾衰竭。

第三节 尿 路 感 染

尿路感染是指病原体直接侵入尿路,在尿液中生长繁殖,并侵犯尿路黏膜或组织而引起损伤。按病原体侵袭的部位不同,一般将其分为肾盂肾炎、膀胱炎、尿道炎。肾盂肾炎又称上尿路感染,膀胱炎和尿道炎合称下尿路感染。由于小儿时期感染局限在尿路某一部位者较少,且临床上又难以准确定位,故常不加区别统称为尿路感染。尿路感染患儿临床上可根据有无症状,分为症状性尿路感染和无症状性菌尿。尿路感染是小儿时期常见疾病之一,尿路感染是继慢性肾炎之后,引起儿童期慢性肾功能不全的主要原因之一。儿童期症状性尿路感染的年发病率为男孩$(1.7\sim3.8)/1\,000$人,女孩$(3.1\sim7.1)/1\,000$人,发病年龄多在$2\sim5$岁;无症状性菌尿则多见于学龄期女童。无论是成人或儿童,女性尿路感染的发病率普遍高于男性,但在新生儿或婴幼儿早期,男性的发病率却高于女性。

无症状性菌尿也是儿童尿路感染的一个重要组成部分,它可见于所有年龄、性别的儿童中,甚至包括3个月以下的小婴儿,但以学龄女孩更常见。

一、病因

任何致病菌均可引起尿路感染,但绝大多数为革兰阴性杆菌,如大肠埃希菌、副大肠埃希菌、变形杆菌、克雷伯杆菌、铜绿假单胞菌,少数为肠球菌和葡萄球菌。大肠埃希菌是尿路感染中最常见的致病菌,占$60\%\sim80\%$。初次患尿路感染的新生儿、所有年龄的女孩和1岁以下的男孩,主要的致病菌仍是大肠埃希菌,而在1岁以上男孩主要致病菌多是变形杆菌。对于$10\sim16$岁的女孩,白色葡萄球菌亦常见;至于克雷伯杆菌和肠球菌,则多见于新生儿尿路感染。

二、发病机制

细菌引起尿路感染的发病机制是错综复杂的,其发生是个体因素与细菌致病性相互作用的结果。

(一)感染途径

1.血源性感染

现已证实,经血源途径侵袭尿路的致病菌主要是金黄色葡萄球菌。

2.上行性感染

致病菌从尿道口上行并进入膀胱,引起膀胱炎,膀胱内的致病菌再经输尿管移行至肾脏,引起肾盂肾炎,这是尿路感染最主要的途径。引起上行性感染的致病菌主要是大肠埃希菌,其次是变形杆菌或其他肠杆菌。膀胱输尿管反流是细菌上行性感染的重要原因。

3.淋巴感染和直接蔓延

结肠内的细菌和盆腔感染可通过淋巴管感染肾脏,肾脏周围邻近器官和组织的感染也可直接蔓延。

(二)个体因素

(1)婴幼儿输尿管长而弯曲,管壁肌肉和弹力纤维发育不良,蠕动力差,容易扩张或受压及扭曲而导致梗阻,易发生尿流不畅或尿潴留而诱发感染。

(2)尿道菌种的改变及尿液性状的变化,为致病菌入侵和繁殖创造了条件。

(3)细菌在尿路上皮细胞黏附是其在泌尿道增殖引起尿路感染的先决条件。

(4)某些患儿分泌型IgA的产生缺陷,尿中的SIgA减低。

(5)先天性或获得性尿路畸形,增加尿路感染的危险性。

(6)新生儿和小婴儿易患尿路感染是因为其机体抗菌能力差。婴儿使用尿布,尿道口常受细菌污染,且局部防卫能力差,易致上行感染。

(7)糖尿病、高钙血症、高血压、慢性肾脏疾病、镰刀状贫血及长期使用糖皮质激素或免疫抑制剂的患儿,其尿路感染的发病率可增高。

(8)血管紧张素转换酶基因多态性:DD基因型患儿是肾瘢痕发生的高危人群,其发生机制与血管紧张素转换酶活性增高致使血管紧张素Ⅰ向Ⅱ转化增多有关。后者通过引发局部血管收缩、刺激TGF-β产生和胶原合成导致间质纤维化和肾小球硬化。

(9)细胞因子:急性肾盂肾炎患儿尿中IL-1、IL-6和IL-8增高,且IL-6水平与肾瘢痕的严重程度呈正相关。

(三)细菌毒力

除了以上个体因素所起的作用外,对没有泌尿系统结构异常的尿路感染儿童,感染细菌的毒力是决定其能否引起尿路感染的主要因素。

三、临床表现

(一)急性尿路感染

1.新生儿

新生儿临床症状极不典型,多以全身症状为主,如发热或体温不升、苍白、吃奶差、呕吐、腹泻、黄疸等较多见,部分患儿可有嗜睡、烦躁甚至惊厥等神经系统症状。新生儿尿路感染常伴有败血症,但尿路刺激征多不明显,在30%的患儿血和尿培养出的致病菌一致。

2.婴幼儿

婴幼儿尿路感染的临床症状常不典型,常以发热最突出。此外,拒食、呕吐、腹泻等全身症状也较明显。有时也可出现黄疸和神经系统症状如精神萎靡、昏睡、激惹甚至惊厥。在3个月龄以上的儿童可出现尿频、排尿困难、血尿、脓血尿、尿液浑浊等。细心观察可发现排尿时哭闹不安,尿布有臭味和顽固性尿布疹等。

3.年长儿

以发热、寒战、腹痛等全身症状突出,常伴有腰痛和肾区叩击痛,肋脊角压痛等。同时尿路刺激征明显,患儿可出现尿频、尿急、尿痛、尿液浑浊,偶见肉眼血尿。

(二)慢性尿路感染

慢性尿路感染是指病程迁延或反复发作持续一年以上者。常伴有贫血、消瘦、生长迟缓、高血压或肾功能不全。

(三)无症状性菌尿

在常规的尿过筛检查中,可以发现健康儿童存在着有意义的菌尿,但无任何尿路感染症状。这种现象可见于各年龄组,在儿童中以学龄女孩常见。无症状性菌尿患儿常同时伴有尿路畸形和既往症状尿路感染史。病原体多数是大肠埃希菌。

四、辅助检查

(一)尿常规检查及尿细胞计数

1.尿常规检查

如清洁中段尿离心沉渣中白细胞>10个/离心尿每高倍镜视,即可怀疑为尿路感染;血尿也很常见。肾盂肾炎患儿有中等蛋白尿、白细胞管型尿及晨尿的比重和渗透压减低。

2.每小时尿白细胞排泄率测定

白细胞数$>30\times10^4$/h为阳性,可怀疑尿路感染;$<20\times10^4$/h为阴性,可排除尿路感染。

(二)尿培养细菌学检查尿细菌培养及菌落计数

是诊断尿路感染的主要依据。通常认为中段尿培养菌落数$\geq10^5$/mL可确诊。$10^4\sim10^5$/mL为可疑,$<10^4$/mL为污染。应结合患儿性别、有无症状、细菌

种类及繁殖力综合分析评价临床意义。由于粪链球菌一个链含有 32 个细菌，一般认为菌落数在 $10^3 \sim 10^4 /\mathrm{mL}$ 间即可诊断。通过耻骨上膀胱穿刺获取的尿培养，只要发现有细菌生长，即有诊断意义。至于伴有严重尿路刺激征的女孩，如果尿中有较多白细胞，中段尿细菌定量培养 $\geqslant 10^2 /\mathrm{mL}$，且致病菌为大肠埃希菌类或腐物寄生球菌等，也可诊断为尿路感染，临床高度怀疑尿路感染而尿普通细菌培养阴性的，应作 L-型细菌和厌氧菌培养。

(三)尿液直接涂片法

油镜下找细菌，如每个视野都能找到一个细菌，表明尿内细菌数 $>10^5 /\mathrm{mL}$ 以上。

(四)亚硝酸盐试纸条试验和尿白细胞酯酶检测

大肠埃希菌、副大肠埃希菌和克雷伯杆菌试纸条亚硝酸盐试验呈阳性，产气杆菌、变形杆菌、铜绿假单胞菌和葡萄球菌亚硝酸盐试验呈弱阳性，而粪链球菌、结核菌为阴性。

(五)影像学检查

目的在于：①检查泌尿系统有无先天性或获得性畸形；②了解以前由于漏诊或治疗不当所引起的慢性肾损害或瘢痕进展情况；③辅助上尿路感染的诊断。

常用的影像学检查有 B 型超声检查、静脉肾盂造影加断层摄片(检查肾瘢痕形成)、排泄性膀胱尿路造影、动态、静态肾核素造影、CT 扫描等。核素肾静态扫描是诊断急性肾盂肾炎的金标准。急性肾盂肾炎时，由于肾实质局部缺血及肾小管功能障碍导致对 DMSA 摄取减少。典型表现呈肾单个或多个局灶放射性减低或缺损，也可呈弥漫的放射性稀疏伴外形肿大。其诊断该病的敏感性与特异性分别为 96% 和 98%。推荐在急性感染后 3 个月行 ^{99m}Tc-DMSA 以评估肾瘢痕。

1.<2 岁的患儿

尿路感染伴有发热症状者，无论男孩或女孩，在行尿路 B 型超声检查后无论超声检查是否异常，均建议在感染控制后行排尿性膀胱尿路造影检查。家属对排尿性膀胱尿路造影有顾虑者，宜尽早行 DMSA 检查。

2.>4 岁的患儿

B 型超声检查显像泌尿系统异常者需在感染控制后进行排尿性膀胱尿路造影检查。

3.2~4 岁患儿

可根据病情而定。

五、诊断与鉴别诊断

尿路感染的诊断年长儿症状与成人相似,尿路刺激征明显,常是就诊的主诉。如能结合实验室检查,可立即得以确诊。但对于婴幼儿、特别是新生儿,由于排尿刺激症状不明显,而常以全身表现较为突出,易致漏诊。故对病因不明的发热患儿都应反复作尿液检查,争取在用抗生素治疗之前进行尿培养,菌落计数和药敏试验;凡具有真性菌尿者,即清洁中段尿定量培养菌落数≥10^5/mL 或耻骨上膀胱穿刺尿定性培养有细菌生长,即可确立诊断。

完整的尿路感染的诊断除了评定泌尿系统被细菌感染外,还应包括以下内容:①本次感染系初染、复发或再感;②确定致病菌的类型并做药敏试验;③有无尿路畸形如膀胱输尿管反流、尿路梗阻等,如有膀胱输尿管反流,还要进一步了解"反流"的严重程度和有无肾脏瘢痕形成;④感染的定位诊断,即是上尿路感染还是下尿路感染。

尿路感染需与肾小球肾炎、肾结核及急性尿道综合征鉴别。急性尿道综合征的临床表现为尿频、尿急、尿痛、排尿困难等尿路刺激征,但清洁中段尿培养无细菌生长或为无意义性菌尿。

六、治疗

治疗目的是控制症状,根除病原体,去除诱发因素,预测和防止再发。

(一)一般处理

(1)急性期需卧床休息,鼓励患儿多饮水以增加尿量,女孩还应注意外阴部的清洁卫生。

(2)鼓励患儿进食,供给足够的热量、丰富的蛋白质和维生素,以增强机体的抵抗力。

(3)对症治疗,对高热、头痛、腰痛的患儿应给予解热镇痛剂缓解症状。对尿路刺激征明显者,可用阿托品、山莨菪碱等抗胆碱药物治疗或口服碳酸氢钠碱化尿液,减轻尿路刺激征。有便秘者改善便秘。

(二)抗菌药物治疗选用抗生素的原则

主要原则有以下几项。①感染部位:对肾盂肾炎应选择血浓度高的药物,对膀胱炎应选择尿浓度高的药物;②感染途径:对上行性感染,首选磺胺类药物治疗。如发热等全身症状明显或属血源性感染,多选用青霉素类、氨基糖苷类或头孢菌素类单独或联合治疗;③根据尿培养及药敏试验结果,同时结合临床疗效选用抗生素;④药物在肾组织、尿液、血液中都应有较高的浓度;⑤药物的抗菌能力强,抗菌谱广;⑥对肾功能损害小的药物。

1.上尿路感染和/或急性肾盂肾炎的治疗

(1)<3个月婴儿:静脉敏感抗生素治疗10～14天。

(2)>3个月:口服敏感抗生素7～14天(若没有药敏试验结果,推荐使用头孢菌素,氨苄西林和/或棒酸盐复合物);可先静脉治疗2～4天后改用口服抗生素治疗,总疗程7～14天。

(3)在抗生素治疗48小时后需评估治疗效果,包括临床症状、尿检指标等。若抗生素治疗48小时后未能达到预期的治疗效果,需重新留取尿液进行尿培养细菌学检查。

2.下尿路感染和/或膀胱炎的治疗

(1)口服抗生素治疗7～14天(标准疗程)。

(2)口服抗生素2～4天(短疗程):短疗程(2～4天)口服抗生素治疗和标准疗程(7～14天)口服抗生素治疗相比,两组在临床症状持续时间、菌尿持续时间、尿路感染复发、药物依从性和耐药发生率方面均无明显差别;③在抗生素治疗48小时后也需评估治疗效果。

3.无症状菌尿的治疗

单纯无症状菌尿一般无须治疗。但若合并尿路梗阻、膀胱输尿管反流或其他尿路畸形存在,或既往感染使肾脏留有陈旧性瘢痕者,则应积极选用上述抗菌药物治疗。疗程7～14天,继之给予小剂量抗菌药物预防,直至尿路畸形被矫治为止。

4.复发性尿路感染的治疗

(1)尿路感染发作2次及以上且均为急性肾盂肾炎。

(2)1次急性肾盂肾炎且伴有1次及以上的下尿路感染。

(3)3次及以上的下尿路感染。

复发性尿路感染者在进行尿细菌培养后选用2种抗菌药物治疗,疗程10～14天为宜,然后需考虑使用预防性抗生素治疗以防复发。预防用药期间,选择敏感抗生素治疗剂量的1/3睡前顿服,首选呋喃妥因或磺胺甲基异噁唑。若小婴儿服用呋喃妥因出现消化道不良反应严重者,可选择阿莫西林-克拉维酸钾或头孢克洛类药物口服。如果患儿在接受预防性抗生素治疗期间出现了尿路感染,需换用其他抗生素而非增加原抗生素的剂量。

(三)积极矫治尿路畸形

小儿尿路感染约半数可伴有各种诱因,特别在慢性或反复复发的患儿,多同时伴有尿路畸形。其中以膀胱输尿管反流最常见,其次是尿路梗阻和膀胱憩室。一经证实,应及时予以矫治。否则,尿路感染难被控制。

(四)尿路感染的局部治疗

常采用膀胱内药液灌注治疗,主要治疗顽固性慢性膀胱炎经全身给药治疗无效者。灌注药液可根据致病菌特性或药敏试验结果选择。

七、预后

急性尿路感染经合理抗菌治疗,多数于数天内症状消失、治愈,但有近50%患儿可复发。复发病例多伴有尿路畸形,其中以膀胱输尿管反流最常见,而膀胱输尿管反流与肾瘢痕关系密切,肾瘢痕的形成是影响儿童尿路感染预后的最重要因素。由于肾瘢痕在学龄期儿童最易形成,10岁后进展不明显。一旦肾瘢痕引起高血压,如不能被有效控制,最终发展至慢性肾衰竭。

八、预防

尿路感染是可以预防的,可从以下几方面入手:①注意个人卫生,勤洗外阴以防止细菌入侵;②及时发现和处理男孩包茎、女孩处女膜伞、蛲虫感染等;③及时矫治尿路畸形,防止尿路梗阻和肾瘢痕形成。

第四节　膀胱输尿管反流和反流性肾病

膀胱输尿管反流是指排尿时尿液从膀胱反流至输尿管和肾盂。反流性肾病是由于膀胱输尿管反流和肾内反流伴反复尿路感染,导致肾脏形成瘢痕、萎缩,肾功能异常的综合征。如不及时治疗和纠正可发展到慢性肾衰竭。膀胱输尿管反流不仅发生在小儿,而且在反复尿路感染基础上持续到成年,导致肾功能损害。大量资料表明反流性肾病是终末期肾衰的重要原因之一。

一、病因及分类

导致膀胱输尿管反流的主要机制是膀胱输尿管连接部异常。按发生原因可分为以下两类。

(一)原发性膀胱输尿管反流

最常见,为先天性膀胱输尿管瓣膜机制不全,包括先天性膀胱黏膜下输尿管过短或水平位,输尿管开口异常,膀胱三角肌组织变薄、无力,Waldeyer 鞘先天异常等。膀胱逼尿肌功能异常者可致反流,占 53%。

(二)继发性膀胱输尿管反流

导致 Waldeyer 鞘功能紊乱的因素有尿路感染、膀胱颈及下尿路梗阻、创伤、妊娠等,小儿尿路感染并发反流者高达 30%～50%。尿路感染时膀胱输尿管段因炎症、肿胀、变形而失去正常瓣膜作用。尿路感染的主要病原菌中伞状大肠埃希菌易与尿道上皮细胞结合而削弱输尿管的蠕动功能,使其产生反流,控制感染后反流可逐渐消失,若炎症迁延反复,则反流持续不易消除。尿路畸形合并反流者占 40%～70%。此外膀胱输尿管功能不全,如原发性神经脊髓闭合不全,包括脑脊膜膨出等,约有 19%病例发生膀胱输尿管反流。

二、发病机制

反流性肾病的发病机制目前仍未阐明,膀胱输尿管反流引起肾损害可能是多因素所致。

(一)菌尿反流

把细菌带到肾内,肾组织损害认为是直接侵犯的后果。

(二)尿动力学改变

由于输尿管口呈鱼口状,反流量大,即使无感染,当肾盂内压力增高达0.39 kPa时,可出现肾内反流而导致肾损害。残余尿是膀胱输尿管反流最重要的结果之一,残余尿量可能在尿路感染的复发病因学方面起相当重要的作用。

(三)尿液漏入肾组织

尿液经肾盏,肾乳头的 Bellin 管或穹隆角的破裂处漏入肾间质。尿液在肾间质可直接刺激或通过自身免疫反应,导致炎症或纤维化。

(四)肾内血管狭窄

由于尿液漏溢到肾小管外的间质及毛细血管和直小血管引起炎症及纤维化导致肾内血管闭塞及狭窄。进一步引起肾内缺血性病变及继发性高血压。另外,当功能性尿路梗阻存在时,膀胱尿道压增高,致肾小管压增高及肾内反流,随后出现肾小球滤过率降低,出球小动脉血流减少,导致肾缺血而产生间质性肾炎。

(五)肾小球硬化

局灶性节段性肾小球硬化发病机制归纳为:①免疫损害;②大分子物质被摄取后系膜功能不全;③肾内血管病变;④肾小球高滤过作用。

(六)遗传因素

有学者认为膀胱输尿管反流的发病10%～20%与基因遗传有关,易感的家族中有约40%的一级亲属存在反流。

三、病理

有反流的乳头管、集合管明显扩张,管壁周围间质充血水肿,淋巴细胞及中性粒细胞浸润,继之肾小管萎缩,局灶纤维化及肾小球周围纤维化。肾盏、肾盂扩张、肾实质变薄,重度膀胱输尿管反流伴反复尿路感染者瘢痕广泛,一般肾上、下极突出(即极性分布倾向)。小动脉可有增厚狭窄。

四、临床表现

反流性肾病最常见的临床表现为反复发作的尿路感染,膀胱刺激征状仅在尿路感染急性期出现。

(一)无症状性反流

无任何症状体征,仅在因其他原因做B型超声检查或排尿性膀胱造影时才被发现。许多患儿在胎儿期,做B型超声检查常规检查时就被发现,表现为肾盂积水、上尿路扩张或巨大膀胱。出生后B型超声检查及排尿性膀胱造影术可进一步证实。

(二)泌尿系统感染

膀胱输尿管反流常合并尿路感染,且易反复,或迁延难治,伴有其他先天性尿路畸形。

(三)反流性肾病

蛋白尿可为反流性肾病的首发症状,亦可在严重瘢痕形成数年后才出现,随肾功能减退,蛋白尿增加,少数患儿甚至可出现大量蛋白尿。蛋白尿出现,提示膀胱输尿管反流导致肾小球病变。高血压为反流性肾病的常见后期并发症,随瘢痕进展,高血压可加速肾功能恶化。

(四)其他

夜尿、多尿,尿淋漓不尽,在儿童可以遗尿作为首发症状。其他较常见的临床表现还有反复发热、腰痛、腹痛、发育不良、尿路结石、肾衰竭及肉眼血尿等,个别患儿可有肾小管酸中毒。

五、辅助检查

(一)实验室检查

尿路感染时尿常规检查有脓尿,尿细菌培养阳性。反流性肾病时尿检可发现蛋白,红细胞、白细胞和各种管型。肾功能检查正常或异常。

(二)超声检查

通过 B 型超声检查可估计膀胱输尿管连接部功能,观察输尿管扩张、蠕动及膀胱基底部的连续性,观察肾盂、肾脏形态及实质改变情况。有人在 B 型超声检查时插入导尿管,注入气体(如 CO_2),若气体进入输尿管则膀胱输尿管反流可诊断。晚近用彩色多普勒超声观测连接部功能及输尿管开口位置。但 B 型超声检查对上极瘢痕探测具有局限性,对膀胱输尿管反流不能作分级。

(三)X 线检查

1.排尿性膀胱尿路造影

此为常用的确诊膀胱输尿管反流的基本方法及分级的"金标准"。国际反流委员会提出的五级分类法如下。Ⅰ级:尿反流只限于输尿管;Ⅱ级:尿反流至输尿管、肾盂,但无扩张,肾盏穹隆正常;Ⅲ级:输尿管轻、中度扩张和/或扭曲,肾盂中度扩张,穹隆无或有轻度变钝;Ⅳ级:输尿管中度扩张和扭曲,肾盂、肾盏中度扩张,穹隆角完全消失,大多数肾盏保持乳头压迹;Ⅴ级:输尿管严重扩张和扭曲,肾盂、肾盏严重扩张,大多数肾盏不显乳头压迹。

2.静脉肾盂造影

可进一步确诊有无肾萎缩及肾瘢痕形成。近年有学者认为大剂量静脉肾盂造影加 X 线断层照片更能显示瘢痕。

(四)放射性核素检查

1.放射性核素膀胱显像

分直接测定法和间接测定法,用于测定膀胱输尿管反流。

2.DMSA 扫描技术

有学者认为 DMSA 扫描摄影用于尿无菌的患儿,对诊断儿童反流性肾病是唯一的"金标准",特别是在 5 岁以上儿童。Coldraich 根据 DMSA 扫描摄影征象将肾瘢痕分成四级。Ⅰ级:一处或两处瘢痕;Ⅱ级:两处以上的瘢痕,但瘢痕之间肾实质正常;Ⅲ级:整个肾脏弥漫性损害,类似阻梗性肾病表现,即全肾萎缩,肾轮廓有或无瘢痕;Ⅳ级:终末期、萎缩肾,几乎无或根本无 DMSA 摄取(小于全肾功能的 10%)。

六、诊断

目前由于膀胱输尿管反流临床诊断时,症状多不明显,有症状者也为非特异性表现。故确诊需依赖影像学检查。

(1)下列情况应考虑反流存在可能性:①尿路感染反复发作;②长期尿频、尿淋漓或遗尿;③年龄较小(<2 岁)和/或男孩的尿路感染;④中段尿培养持续阳性;⑤尿路感染伴尿路畸形;⑥家族中一级亲属有膀胱输尿管反流、反流性肾病患儿;⑦胎儿或婴儿期肾盂积水。

(2)反流性肾病的诊断确诊依赖影像学检查,临床表现和肾活检病理改变有助诊断。

七、治疗

膀胱输尿管反流和反流性肾病的防治最主要是制止尿液反流和控制感染,防止肾功能进一步损害。

(一)内科治疗

目前常按膀胱输尿管反流的不同分级采用治疗措施。

1.Ⅰ、Ⅱ级治疗

可用 SMZco,按 SMZ 5～10 mg/kg,TMP 1～2 mg/kg 计算,睡前顿服,连服 1 年以上;呋喃妥因 1～2 mg/kg,用法同上。预防感染有效,每 3 个月须做尿培养 1 次;每年做核素检查或排尿性膀胱造影,观察反流程度;每两年做静脉造影观察肾瘢痕形成情况。反流消失后仍须每 3～6 个月做尿培养 1 次,因为反流有时可为间歇性。此外,应鼓励饮水,睡前排尿两次减轻膀胱内压,保持大便通畅和按时大便。

2.Ⅲ级治疗

同Ⅰ、Ⅱ级,但须每隔 6 个月检查 1 次反流,每年做静脉肾盂造影。

3.Ⅳ、Ⅴ级治疗

应在预防性服药后手术矫正。

(二)外科治疗

既往文献有关膀胱输尿管反流外科治疗方法多为整形手术。手术指征：①Ⅳ级以上反流；②Ⅲ级以下先予内科观察治疗，有持续反流和新瘢痕形成则应手术；③反复尿路感染经积极治疗6个月反流无改善者；④并有尿路梗阻者。目前国外盛行注射疗法。此方法死亡率低，仅短时麻醉，需短期住院或不需住院，易被父母接受。

八、预后

原发性膀胱输尿管反流是一种先天性疾病，是小儿发育不成熟的一部分，随着年龄逐渐增大和发育的逐渐成熟，膀胱输尿管反流逐渐消失。很多生长中的小儿Ⅰ～Ⅲ级反流可自愈，Ⅴ级则难自愈。如感染能被控制且无其他并发症，80% Ⅰ～Ⅱ级反流，50% Ⅲ级反流及30% Ⅳ级反流可自愈。

第五节 溶血尿毒综合征

溶血尿毒综合征是一种以微血管性溶血性贫血、尿毒症和血小板减少三联征为主要临床特点的综合征。婴幼儿和儿童多见。少数地区呈流行，国内以春季及初夏为高峰。

一、病因

病因不明，可能与下列因素有关。

(一)腹泻后溶血尿毒综合征

90%为产志贺毒素或志贺样毒素细菌感染，又称典型溶血尿毒综合征。其中以O157∶H7出血性大肠埃希菌感染为主，次为O26、O111、O103、O145等。

(二)无腹泻溶血尿毒综合征

又称非典型溶血尿毒综合征，占10%。其相关因素有补体调节蛋白缺陷、细菌或病毒的感染、药物(如环孢素、避孕药、肿瘤化疗药物等)以及其他疾病，如系统性红斑狼疮、肿瘤、器官移植等。

二、发病机制

各种原因造成的内皮细胞损伤是导致溶血尿毒综合征的主要原因。遗传性补体调节蛋白缺陷导致补体活化失控，继而损伤内皮细胞，启动血小板性微血栓的形成。

出血性大肠埃希菌感染产生志贺样毒素 Stx1 和 Stx2，特别是 Stx2 是引起的内皮细胞损伤的主要原因，其他如病毒及细菌的神经氨基酶、循环抗体以及药物等均可引起内皮损伤，胶原暴露激活血小板黏附及凝聚，红细胞通过沉积纤维素网时使之机械性被破坏溶血。血小板及内皮细胞中 von Willebrand 因子在细胞损伤后释放，加速血小板的黏附及凝聚。血管内皮损伤尚可使抗血小板凝聚的前列环素合成减少，而血小板凝集后释放出促血小板凝聚血栓素 A_2 与前列环素作用相反，可使血管收缩，这些因素均促进血栓形成，导致溶血性贫血及血小板减少。导致肾小球滤过面积减少和滤过率下降及急性肾衰竭。

三、病理

主要病变在肾脏。光镜检查见肾小球毛细血管壁增厚、管腔狭窄、血栓及充血。肾小球基膜（肾小球基膜）分裂，系膜增生，偶见新月体形成。急性期小动脉的损伤可表现为血栓形成及纤维素样坏死。随着治愈可见内膜纤维增生闭塞、中层纤维化，与高血压血管病变相似。可有轻至重度小管间质病变。

免疫荧光检查可见肾小球毛细血管内及血管壁有纤维蛋白原、凝血 Ⅷ 因子及血小板膜抗原沉积。也可见 IgM 及 C3 沉积。

电镜检查显示内皮细胞增生、肿胀、内皮下间隙形成，毛细血管壁增厚、管腔狭窄，管腔内可见红细胞碎片或皱缩红细胞。偶有系膜插入而致肾小球基膜分裂。

上述变化可为局灶性，严重病例可见广泛的肾小球及血管血栓形成伴双侧皮质坏死。这些病变也可见于成人的溶血尿毒综合征及血栓性血小板减少性紫癜。故不少学者认为溶血尿毒综合征与血栓性血小板减少性紫癜是同一疾病的不同表现。

四、临床表现

（一）前驱症状

大部分患儿有前驱症状，主要是腹泻、呕吐、腹痛等胃肠炎表现，伴中度发热。腹泻可为严重血便。

（二）溶血性贫血

多在前驱期后数天或数周突然发病，以溶血性贫血为突出表现。突然面色苍白、黄疸、头昏乏力、血尿,严重可出现贫血性心力衰竭及水肿,肝、脾大。

(三)急性肾衰竭

贫血同时少尿或无尿,水肿,血压增高,出现尿毒症,水、电解质紊乱和酸中毒。

(四)出血

黑便、呕血及皮肤黏膜出血。

(五)其他

尚可有中枢神经系统症状,如头痛、嗜睡、性格异常、抽搐、昏迷、共济失调等。

五、实验室检查

(一)血常规

血红蛋白明显下降,网织红细胞显著增高,血小板数减少,白细胞数大多增高。

(二)尿常规

不同程度的血尿、红细胞碎片,严重溶血者有血红蛋白尿,白细胞及管型。

(三)生化改变

血清总胆红素增高,以间接胆红素升高为主,血浆乳酸脱氢酶升高。少尿期血尿素氮、肌酐增高,血钾增高等电解质紊乱及代谢性酸中毒,血尿酸增高。

(四)骨髓检查

见巨核细胞数目增多、形态正常。

(五)凝血与纤溶检查

早期纤维蛋白原稍降低、纤维蛋白降解产物增加,凝血酶原时间延长,数天内恢复正常,后期纤维蛋白原略升高。

(六)血清补体

通常血清补体3水平下降,如系补体缺陷所致还可发现血清H因子、I因子水平明显减低。

(七)肾组织活检

肾组织活检是确诊的依据并可估计预后,表现为肾脏微血管病变、微血管栓塞。有学者主张在急性期过后病情缓解时进行,因为急性期有血小板减少和出血倾向。

六、诊断与鉴别诊断

突然出现溶血性贫血、血小板减少及急性肾衰竭表现患儿应考虑本病,确诊需行肾活检。

本症与血栓性血小板减少性紫癜(血栓性血小板减少性紫癜)、免疫性溶血性贫血、特发性血小板减少症、败血症、阵发性睡眠性血红蛋白尿、急性肾小球肾炎、急性肾衰竭等相鉴别。

七、治疗

(一)一般治疗

包括抗感染、补充营养、维持水电解质平衡等。

(二)急性肾衰竭的治疗

提倡尽早进行透析治疗。

(三)血浆疗法

1.输注新鲜冻血浆

主要是补充补体调节蛋白以及前列环素,首次输注30~40 mL/kg,以后每次15~20 mL/kg,直到溶血停止、血小板数升至正常。由肺炎链球菌所致的溶血尿毒综合征患儿禁输血浆。

2.血浆置换

去除血浆中相关抗体和炎性因子,补充补体调节蛋白。

(四)抗补体 5 单克隆抗体

可以阻断补体活化,对补体调节蛋白缺陷所致的溶血尿毒综合征有很好疗效。

(五)其他

如糖皮质激素、抗凝剂等疗效不肯定。

八、预后

婴幼儿预后好,男性较女性预后好,流行型较散发型为好,肾损害重者预后差,伴中枢神经系统受累者预后差,反复发作者及有家族倾向者预后差,高血压和大量蛋白尿以及白细胞>20.0×10^9 者预后不佳。近几年该病的病死率明显下降,缘于早期诊断和及早进行血液净化治疗。

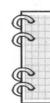

第六章 儿童营养性疾病

第一节 蛋白质-能量营养不良

蛋白质-能量营养不良是因为食物中蛋白质和/或能量供给不足或由于某些疾病等因素而引起的一种营养不良,在世界各地均有发生。主要表现为渐进性消瘦、皮下脂肪减少、水肿及各器官功能紊乱。严重的蛋白质-能量营养不良可直接造成死亡,轻型慢性的蛋白质-能量营养不良常被人们忽视,但对儿童的生长发育和疾病康复有很大影响,所以蛋白质-能量营养不良是临床营养学上的重要问题。

一、病因

根据引起蛋白质和能量缺乏的发病原因分为原发性和继发性两种。

(一)原发性蛋白质-能量营养不良

原发性蛋白质-能量营养不良是因食物中蛋白质和/或能量的摄入量不能满足身体的生理需要而发生的。其主要原因为饮食不当和摄入不足,如婴儿期母乳不足,而未及时和正确地采用混合喂养;如奶粉配制过于稀释;未按时和适当添加辅食;骤然断奶,婴儿不能适应或拒绝新的食品。较大小儿常见饮食习惯不良,偏食或素食,多食糖果,厌食奶类、肉类、蛋类,长期食用淀粉样食品(如奶糕、粥),饮食中长期食物成分搭配不当,热能不够或蛋白质太少。以上原因均可造成摄入不够致热能-蛋白质不足。

(二)继发性蛋白质-能量营养不良

继发性蛋白质-能量营养不良多与疾病有关。主要由于食欲减低、吸收不良、分解代谢亢进、消耗增加、合成代谢障碍所致。多见于消化道感染(如迁延性腹泻、慢性痢疾、严重寄生虫感染等）、肠吸收不良综合征、消化道先天性畸形（如唇裂、腭裂、先天性肥厚性幽门狭窄等）、慢性消耗性疾病（如结核、肝炎、长期发热、恶性肿瘤）等。

二、病理生理

由于热能和蛋白质供应不足，机体首先动用贮存的糖原，继而动用脂肪，出现脂肪减少。最后致使蛋白质氧化供能，使机体蛋白质消耗，形成负氮平衡。随着全身脂肪大量消耗和血浆蛋白低下，全身总液体量相对增多，使细胞外液呈低渗性。如有呕吐、腹泻，易出现低渗性脱水和酸中毒，出现低钠、低钾、低镁及低钙血症。重度营养不良对消化系统、心肾功能以及中枢神经系统均有影响。

（一）消化系统

胃肠黏膜变薄甚至萎缩，上皮细胞变形，小肠绒毛失去正常形态。胃酸减低，双糖酶减少。胰腺缩小，胰腺的分泌酶活性降低。肠蠕动减慢，消化吸收功能下降，菌群失调，易引起腹泻。

（二）心脏功能

严重病例引起心排血量减少，心率减慢，循环时间延长，外周血流量减少，心电图常常无特异性改变，X 线显示心脏缩小。

（三）肾功能

严重者肾小管细胞浑浊肿胀，脂肪浸润。肾小球滤过率和肾血流量减少，浓缩功能降低，尿比重下降。

（四）中枢神经系统

营养不良对大脑和智力发育有很大影响。营养不良如发生在脑发育的高峰期，将影响脑的体积和化学组成，使脑的重量减轻、磷脂减少。表现为想象力、知觉、语言和动作能力落后于正常儿，智商低下。

三、临床表现

临床上根据体重，皮下脂肪减少的程度和全身症状的轻重将婴幼儿营养不良分为轻度、中度和重度。重度营养不良在临床上又分为消瘦型、水肿型及消瘦-水肿型。

消瘦型是以消瘦为主要特征。儿童体重明显下降，骨瘦如柴，生长发育迟缓，皮下脂肪减少，皮肤干燥松弛，多皱纹，失去弹性和光泽，头发稀松，失去固有光泽，面若猴腮，体弱无力，缓脉，低血压，低体温，易哭闹。

水肿型是以周身水肿为主要特征。轻者见于下肢、足背,重者见于腰背部,外生殖器及面部也可见水肿。儿童身高可正常,体内脂肪未见减少,肌肉松弛,似满月脸,眼睑水肿,可出现易剥落的漆皮状皮肤病,指甲脆弱有横沟,表情淡漠,易激惹和任性,常发生脂肪肝。

单纯性蛋白质或能量营养不良较少见,多数病例为蛋白质和能量同时缺乏,表现为混合型蛋白质-能量营养不良,分类见表 6-1。

表 6-1 蛋白质-能量营养不良(蛋白质-能量营养不良)的分类

严重程度	病程	主要缺乏的营养素
轻	急性	能量
中	慢性	蛋白质
重	亚急性	兼有两者

四、诊断

(一)病史

应详细询问喂养和饮食情况,采用回顾法了解患儿的发病情况与饮食的关系,估算出一天蛋白质和热能的摄入量,对诊断有重要价值。

(二)临床表现

蛋白质-能量营养不良临床上有体重下降、皮下脂肪减少、全身各系统功能紊乱的症状和体征。

(三)体格测量

世界卫生组织关于儿童营养不良体格测量的评估标准:①体重低下:根据年龄别体重,与同年龄、同性别正常参照值相比,低于中位数减 2 个标准差,但高于或等于中位数减 3 个标准差者为中度体重低下;低于中位数减 3 个标准差者为重度体重低下。此指标反映儿童过去和/或现在有慢性和/或急性营养不良,但单凭此项不能区别急性还是慢性营养不良。②生长迟缓:按年龄别身高,与同年龄、同性别正常参照值相比,低于中位数减 2 个标准差,但高于或等于中位数减 3 个标准差者为中度生长迟缓;低于中位数减 3 个标准差者为重度生长迟缓。此指标主要反映过去或长期慢性营养不良。③消瘦:按身高别体重,与同年龄、同性别正常参照值相比,低于中位数减 2 个标准差,但高于或等于中位数减 3 个标准差者为中度消瘦;低于中位数减 3 个标准差者为重度消瘦。此指标反映儿童近期、急性营养不良。

(四)实验室检查

营养不良患儿的血糖、血胆固醇水平下降。蛋白质缺乏患儿的血清蛋白和总蛋白值明显下降,当血浆总蛋白在 45 g/L 以下、清蛋白<28 g/L 时会出现水肿。血清前清蛋白、血清转铁蛋白和结合蛋白如甲状腺素结合前清蛋白、血浆铜蓝蛋白、维生素 A 醇结合蛋白等也减低,血尿素氮水平下降。伴贫血时,血红蛋白和红细胞计数减少。

(五)综合诊断

蛋白质-能量营养不良是一个复杂的临床综合征,目前尚无简单可靠的方法对各类型(尤其是亚临床类型)进行诊断,大多数需根据主要临床症状和人体测量参数进行综合评价。

五、治疗

营养不良的患儿要采取综合措施,治疗原则为去除病因、调整饮食、补充营养物质、防治并发症、增进食欲、提高消化能力。

(一)去除病因

积极查清病因,治疗消化道疾病、慢性消耗性疾病、感染性疾病等,以去除病因。

(二)调整饮食、补充营养物质

要针对婴幼儿营养不良程度、消化道能力的强弱以及对食物耐受的情况进行调整,补充营养物质。轻度营养不良患儿的消化功能和食物耐受能力均接近正常小儿,在基本维持原有膳食的基础上,较早增加热能,添加含蛋白质和高热能的食物。能量供给可从 100～120 kcal/(kg·d)开始,以后逐渐递增,当供给达到 140 kcal/(kg·d),体重常获得满意的增长后,再恢复到正常小儿需要量。

中度和重度营养不良患儿的消化能力和食物耐受能力均较差,食欲低下甚至缺乏。热能供给要逐渐递增,对重度营养不良患儿更要缓慢递增。在增加的过程中,应观察小儿的胃纳情况及消化道症状,勿操之过急。能量供给可自40～60 kcal/(kg·d)开始,数天后增加至 60～100 kcal/(kg·d),再逐渐增加至120～140 kcal/(kg·d),待食欲和消化功能恢复后,热量可再提高至 150～170 kcal/(kg·d),以促进体重增长。如体重增长良好,体重与身高的比例接近正常,能量的供给应再恢复到每天正常生理需要量。食物的补充以蛋白质食物为主,脂肪和碳水化合物的补充也应逐渐补充,还应补充各种维生素和微量元素。

(三)并发症治疗

1.低血糖

常见于消瘦型患儿。婴儿和儿童血糖低于 400 mg/L,足月新生儿低于 300 mg/L,早产新生儿低于 200 mg/L,且伴有临床症状时,应立即静脉注射 25% 或 50% 浓度的葡萄糖 0.5 g/kg 以纠正血糖水平,低血糖症状一般可以得到改善。如神志仍不清,可重复 1 次,危险症状消除后,头 24 小时内可每小时供给加葡萄糖的饮食 1 次,头 12 小时每 4 小时测定血糖 1 次,观察恢复情况。一般此类患儿采用少食多餐可以得到纠正。

2.低体温

低体温主要由于能量供应不足、体温调节体能障碍、环境温度低以及合并败血症所致。治疗方法主要是要保持环境温度(30～33 ℃),特别夜间温度不能降低,以暖水袋或其他方法包裹身体,可防止体温丢失。每 2 小时摄取含葡萄糖饮食 1 次。

3.贫血

贫血是常见的临床症状。轻度贫血可通过饮食治疗,增加含铁丰富的食物摄入,如动物肝脏、动物血和红色肉类等;中度贫血需口服铁剂及维生素 C,也可根据体重注射铁剂;严重贫血则需输全血或红细胞。严重水肿型患儿除了因贫血而出现虚脱或心力衰竭外,通常不宜输血。

(四)增进食欲、提高抵抗力

可补充胃蛋白酶、胰酶或多酶制剂以提高食欲和消化能力。蛋白同化类固醇如苯丙酸诺龙,有促进蛋白质合成、增进食欲的作用,但有轻度潴钠作用,宜在水肿消退后应用。锌具有提高味觉的阈值、增加食欲的作用。胰岛素的使用可以增加饥饿感,提高食欲。

六、预防

营养不良的预防至关重要,预防工作的重点应是加强儿童保健、进行营养指导、宣传合理的喂养知识、注意卫生、预防疾病。

(一)营养指导

大力鼓励母乳喂养,生后 4 个月内完全母乳喂养,4～6 个月应逐渐按需添加辅食。母乳不足者或不宜母乳喂养者应采取合理的混合喂养或人工喂养。不应该单独供给淀粉类或炼乳、麦乳精等喂养。对幼儿应注意食物成分的正确搭配,对偏食、挑食的习惯予以纠正。

(二)注意卫生、防治疾病

改善个人和环境卫生,防止急、慢性传染病的发生,注意食具的消毒,防止胃肠道疾病的发生,按期进行预防接种,对唇裂、腭裂、先天性肥厚性幽门狭窄进行及时处理。

(三)生长发育监测图的应用

定期测体重并在生长发育监测图上标出,将测量结果连成曲线,如发现体重增长缓慢、不增或下跌,应及时寻找原因,予以处理。

(四)合理安排生活制度

保证睡眠,适当的户外运动和身体锻炼,使小儿生活具有规律性。

第二节 维生素 A 缺乏症

维生素 A 族的原形化合物是全反式视黄醇,天然维生素 A 只存在于动物体内,并分两种类型:维生素 A_1(视黄醇)和维生素 A_2(3-脱氢视黄醇)。维生素 A 缺乏症是一种因体内维生素 A 缺乏引起的疾病,常伴随蛋白质-能量营养不良。

一、发病机制及病因

(一)摄入不足

初生时维生素 A 在肝脏中的贮存量很少。出生后维生素 A 的主要来源是食物。母乳中的维生素 A 含量丰富,一般母乳喂养的小儿不会发生维生素 A 缺乏症。故婴儿时期,应提倡母乳喂养,人工喂养时,须给含脂肪的牛乳,婴儿如果单靠炼乳、脱脂牛乳、豆浆、米粉等食品喂养,容易发生维生素 A 缺乏。早产儿肝脏内维生素 A 的贮存量更少,且脂肪吸收能力也有限,生长发育的速度又较快,故更容易发生维生素 A 缺乏症。如在疾病状态下,长期静脉补液未补充维生素 A;或因饮食受到限制,也将导致维生素 A 缺乏。

(二)吸收减少

维生素 A 缺乏可见于多种临床情况,如吸收障碍综合征、慢性腹泻、慢性痢疾、慢性肝炎、胆道梗阻、胆囊纤维化、钩虫病、肠道感染等均可影响维生素 A 的吸收。

(三)锌摄入不足

当锌缺乏时,维生素 A 结合蛋白、前清蛋白、维生素 A 还原酶都降低,使维生素 A 不能利用而排出体外,造成维生素 A 缺乏。Rahman 等证实锌的缺乏限制了维生素 A 的生物利用率,锌和维生素 A 的缺乏经常同时存在于营养不良的小儿,同时给予维生素 A 和锌的补充可以改善维生素 A 的缺乏。近来有报道指出,铁的不足对维生素 A 的利用也有影响。

(四)消耗增加

当小儿患结核、麻疹、水痘、肺炎以及高热时,维生素 A 的消耗增加,如此时未予及时补充,则造成维生素 A 的血浆浓度降低。

(五)利用障碍

如小儿患有肝脏、肾脏、甲状腺疾病、胰腺囊性纤维变性及蛋白-能量营养不良时,将导致血浆中视黄醇结合蛋白代谢异常,导致维生素 A 缺乏。

二、临床表现

由于维生素 A 和维生素 A 原缺乏所引起的营养缺乏病,临床上首先出现暗适应能力下降,小婴儿此症状不明显,如不仔细观察,容易被忽视。首先由母亲发现,患儿在暗环境下安静,视物不清,行走、定向困难。数周及数月后出现结膜干燥症,结膜干燥,失去光泽,主要是由于结膜和附近腺体组织增生,分泌减少,继而发生干燥。在眼球巩膜近角膜缘外侧,由脱落的角膜上皮形成三角形白色泡沫状斑块称结膜干燥斑(Bitot 斑)。如果维生素 A 持续缺乏,将发生角膜干燥症,伴有畏光,随后发生视物变形。睑板腺肿大,并且沿着睑缘出现一串特征性的水疱,表面上皮的连续性遭到破坏,伴有非炎症性的溃疡形成和基质浸润,引起角膜软化、变性、溃疡甚至穿孔等损害,晶状体、虹膜脱出,造成整个眼睛的损害,通常为双侧性的,单侧发病少见。

维生素 A 缺乏也可引起皮肤的改变,开始时皮肤较正常干燥,以后由于毛囊上皮角化,发生角化过度的毛囊性丘疹,主要分布在大腿前外侧、上臂后侧,后逐渐扩展到上下肢伸侧、肩和下腹部,很少累及胸、背和臀。丘疹坚实而干燥,色暗棕,多为毛囊性,针头大至米粒大,圆锥形。丘疹的中央有棘刺状角质栓,触之坚硬,去除后留下坑状凹陷,无炎症,无主观症状,丘疹密集犹似蟾蜍皮,称蟾蜍皮病。皮疹发生在面部,可有许多黑头。患儿毛发干燥,缺少光泽,易脱落,呈弥漫稀疏,指甲变脆,表面有纵横沟纹或点状凹陷。

维生素 A 缺乏对骨骼(特别是长骨)的伸长也有明显影响,使骨变得又短又厚。HuW 等学者通过色层分析法测定维生素 A 浓度,证明维生素 A 浓度和体重以及 BMI 有明显的统计学意义,提示维生素 A 对儿童的生长发育有明显的影响。

维生素 A 缺乏时,对呼吸系统也有不同程度的影响,使气管及支气管的上皮细胞中间层的细胞增殖,变成鳞状、角化,并使上皮细胞的纤毛脱落,失去上皮组织的正常保护功能,容易发生呼吸系统的感染。

维生素 A 缺乏可使小儿的免疫力低下,容易反复出现感染;容易有精神障碍,甚至出现脑积水。

三、实验室检查

(一)视觉暗适应功能测定

维生素 A 缺乏症患儿的暗适应能力比正常人差,但是其他因素也可引起暗适应能力降低,如视神经萎缩、色素性视网膜炎、睡眠不足等。

(二)血清维生素 A 水平测定

血清维生素 A 水平测定是评价维生素 A 营养状况的常用指标,也是最可靠的指标,正常值为 $300\sim500\ \mu g/L$,若低于 $200\ \mu g/L$ 为缺乏。

(三)血浆中视黄醇结合蛋白测定

近来有人认为视黄醇结合蛋白与人体维生素 A 水平呈正相关,视黄醇结合蛋白的含量可反映人体维生素 A 的营养水平。正常儿童的血浆视黄醇结合蛋白的含量为 23.1 mg/L。

(四)维生素 A 的相对剂量反应试验

当血清中维生素 A 浓度在正常范围时,肝脏维生素 A 已有耗尽的可能,因此采用相对剂量反应法间接评价个体体内维生素 A 的贮存量。口服 1 000 mg 维生素 A 棕榈酸,分别于口服前和口服后 5 小时测定血清维生素 A 浓度。若服后 5 小时的血清维生素 A 浓度增高幅度,即相对剂量反应率≥20%,表示肝脏内维生素 A 的贮存已处于临界状态。用此方法可以进一步确定亚临床状态维生素 A 缺乏。

四、诊断

仔细询问病史,如患儿存在维生素 A 摄入不足,或者存在维生素 A 的吸收、利用障碍,或引起维生素 A 消耗过多的疾病,同时合并暗适应障碍、夜盲、结膜干燥、角膜软化或四肢伸侧有毛囊性角化丘疹,通过暗适应检查和血浆维生素 A 浓度的测定可基本作出诊断。世界卫生组织推荐的诊断标准为:血清维生素 A $<0.7\ \mu mol/L$ 为维生素 A 缺乏;$0.7\sim1.4\ \mu mol/L$ 为亚临床维生素 A 缺乏(维生素 A 存在不足);$1.4\sim2.79\ \mu mol/L$ 为维生素 A 贮存充足。

若血清维生素 A 水平在正常低值,此时肝内维生素 A 的储存也可能已耗竭。在这种情况下,可采用敏感而可靠的相对剂量反应试验来进一步确定亚临床维生素 A 的缺乏。亚临床维生素 A 缺乏已成为儿童广泛的营养缺乏症而受关注。亚临床维生素 A 缺乏是指儿童因维生素 A 摄入不足导致的轻度维生素 A 缺乏,其特点是无典型的临床表现。

尽量做到尽早诊断、尽早治疗,防止严重后果的发生。

五、治疗

如患儿因为疾病引起维生素 A 缺乏,应首先去除病因,同时给予维生素 A 丰富的饮食。用维生素 A 治疗维生素 A 缺乏症,疗效迅速而有效。每天补充维生素 A 2.5 万 U(1 U 的维生素 A＝0.3 μg 的视黄醇),口服或肌内注射均可,共 1~2 周(或大剂量 1 次 20 万 U),同时给予高蛋白饮食,以后再给予预防量。如有角膜软化则给水溶性维生素 A 10 万 U,1 周后再给 20 万 U,然后给预防量。夜盲症可于治疗后数小时好转,干眼于 2~3 天后改善。必要时保持两眼清洁,使用抗生素眼膏,角膜溃疡者用 1％阿托品滴眼防止虹膜粘连。

六、预防

应提倡母乳喂养,对稍大的儿童,应及时添加含有维生素 A 的辅食,如鱼肝油、动物肝脏、肾脏、蛋黄、胡萝卜汁及番茄汁等,避免偏食,增加维生素 A 的摄入量,避免维生素 A 的缺乏。早产儿应适当早期添加维生素 A。如小儿因患有疾病而影响了维生素 A 吸收和利用时,应首先去除病因,然后及时补充维生素 A。

维生素 A 每天推荐摄入量婴儿期为 1 500 U,12 岁以下的儿童为 1 500~2 500 U,如饮食中维生素 A 含量丰富,可不必另外补充维生素 A。

第三节 维生素 B_1 缺乏症

维生素 B_1 又称抗脚气病因子或抗神经炎因子,它是最早发现的维生素之一。维生素 B_1 在高温、特别是高温碱性溶液中易被破坏,在酸性溶液中,稳定性较好。在体内维生素 $B_1$80%是以维生素 B_1 焦磷酸盐的形式存在,10%是以维生素 B_1 三磷酸盐的形式存在,其余的为维生素 B_1 单磷酸盐或游离的维生素 B_1。维生素 B_1 缺乏将引起一种典型的疾病,被称为脚气病。

一、病因

(一)摄入不足

母乳中维生素 B_1 的含量较牛乳低,母乳中的含量为 16 $\mu g/mL$,牛乳中的含量为 42 $\mu g/mL$,但母乳中的维生素 B_1 含量,对婴儿的生长需要已足够。但如果乳母膳食中维生素 B_1 的摄入量缺乏,则会引起母乳中的维生素 B_1 不足,如不及时补充,也将引起婴儿维生素 B_1 缺乏症。对于已添加辅食的小儿,如长期使用精白米、面以及淀粉为主食,或煮饭时为增加其黏稠度而加入少量的碱,将破坏维生素 B_1。故淘米时不应淘洗过分,做饭时不应去米汤,切碎的蔬菜不应过久浸泡。

(二)吸收障碍

如患有消化系统疾病,如慢性腹泻、慢性痢疾、胆囊纤维化、肠道感染等疾病,均可减少维生素 B_1 的吸收。肝、肾疾病将影响维生素 B_1 焦磷酸盐的合成,造成维生素 B_1 缺乏。维生素 B_1 缺乏使胃液中酸度降低,从而在胃肠道中维生素 B_1 复合物内的维生素 B_1 释放减少,影响了维生素 B_1 的吸收。

(三)维生素 B_1 的需要量增加

儿童生长发育速度较快,需要量也相对较多;如小儿患结核、麻疹、水痘、肺炎以及高热时,或患有如甲状腺功能亢进等代谢率增加的疾病时,维生素 B_1 的消耗增加,如此时未予及时补充,则造成维生素 B_1 的缺乏。

(四)遗传代谢障碍

遗传性维生素 B_1 代谢与功能障碍引起的维生素 B_1 缺乏症,一般具有高度的家族性遗传性疾病史或父母近亲结婚史。

二、病理生理

在身体中,维生素 B_1 80％是以维生素 B_1 焦磷酸盐的形式存在,它是丙酮酸氧化脱羧酶系的辅助因子,也是磷酸己糖氧化支路中转羧乙醛酶的辅酶。因此,维生素 B_1 与糖代谢密切相关,其缺乏使糖代谢受阻,能量产生减少,会产生一系列的病理变化。

(一)神经系统

尤其是末梢神经受损严重、髓鞘退化及色素沉着。中枢神经系统和周围神经系统的神经纤维的髓鞘发育不良,因此表现为易激惹。重者神经轴被破坏,以坐骨神经及其分支受累较为常见,并且出现较早。其他如前臂神经等也可累及。

(二)心血管系统

由于能量缺乏,心肌无力,严重时发生心力衰竭,周围血管平滑肌张力下降,小血管扩张。心脏扩张肥厚,尤以右心明显。心肌水肿,其心肌纤维粗硬。血管充血,但组织结构正常。

(三)组织水肿及浆膜腔积液

组织水肿多见于下肢,当体腔浆液渗出时,可见心包腔、胸腔及腹水。

(四)肌肉萎缩

出现于受累神经支配的肌肉。镜下可见肌纤维横纹消失、浑浊肿胀及脂肪变性。

(五)消化系统

消化道平滑肌张力下降,影响胃肠蠕动,消化功能减弱。

三、临床表现

维生素 B_1 缺乏将导致脚气病。脚气病是维生素 B_1 摄入不足的最终结果。本病主要影响心血管和神经系统。主要表现为多发性神经炎、肌肉萎缩、组织水肿、心脏扩大、循环失调及胃肠症状。

婴儿型脚气病多发生于数个月的婴儿,发病急、突然,较成人型难以捉摸,可出现多种临床表现,但以心血管症状占优势。

(一)消化系统症状

发病初期主要表现为消化系统症状,如食欲缺乏、厌食、恶心、呕吐、腹痛、便秘或腹泻。

(二)神经系统症状

消化道系统症状出现后不久就出现神经系统症状,神经系统症状突出者可分为脑型或神经炎型。脑型表现主要为发作型哭叫似腹痛状,烦躁不安,前囟饱满,头后仰。严重者可发生脑充血、颅内高压、昏迷而死亡。神经炎主要表现为周围性瘫痪,早期表现为四肢无力,其后症状加重,同时足趾的背屈运动受限。跟腱反射和膝反射初期增强,随后减弱,最后消失。软腭反射障碍,吃奶出现呛咳,吞咽困难。

(三)心血管症状

出现心悸、心动过速,婴儿可出现奔马律,呼吸困难,晚期出现发绀、心脏扩大、心力衰竭、肺充血及肝淤血。如不及时治疗,很快死亡。

(四)水肿及浆膜腔积液

水肿可遍及全身,多发生于下肢,浆膜腔积液,可发生于心包腔、胸腔和腹腔。由于喉的水肿而出现失声,或出现特殊的喉鸣(脚气病哭声)。

(五)其他

先天性维生素 B_1 代谢缺陷有关的遗传性疾病包括枫糖尿症、婴儿慢性乳酸酸中毒、婴儿及儿童的亚急性坏死性脑病及对维生素 B_1 有反应的巨幼红细胞贫血。

1.枫糖尿症

枫糖尿病的病因是由于缺乏支链 α-酮酸脱氢酶复合物,患儿的相应 α-酮酸不能通过氧化脱羧作用而降解,而引起支链氨基酸(亮氨酸、异亮氨酸、缬氨酸)代谢异常。此病是常染色体隐性遗传性疾病,可出现精神及身体发育延迟、嗜睡、喂养困难、注意力减退、肌张力交替性升高和减弱。给予口服大剂量维生素 B_1 治疗,可减轻临床症状,血清支链氨基酸水平恢复正常,如停止给予维生素 B_1 时,血清支链氨基酸水平再度升高。

2.婴儿慢性乳酸酸中毒

主要以乳酸和丙酮酸酸中毒、神经性异常以及发育迟缓为特征。对大剂量维生素 B_1 治疗有效者考虑为维生素 B_1 代谢有缺陷,对维生素 B_1 无效者可能为丙酮酸脱羧酶缺少。但有文献报道,丙酮酸脱羧酶缺少的婴儿,接受大剂量维生素 B_1 治疗后好转。

3.婴儿及儿童的亚急性坏死型脑病

此为婴儿期和儿童发育早期的一种致命性疾病,伴有虚弱、厌食、说话和眼球震颤、抽搐、瘫痪及复合感觉障碍,甚至生长停止。其血中的乳酸和丙酮酸升高,机制目前仍不详,考虑与维生素 B_1 焦磷酸盐降低有关。

4.对维生素 B_1 有反应的巨幼红细胞贫血

对维生素 B_1 有反应的巨幼红细胞贫血是婴儿期和儿童期的一种罕见疾病,其特点是巨幼红细胞性贫血,并伴有感觉神经性耳聋和糖尿病,也可能出现心脏异常。此病与继发于维生素 B_1 在细胞内的转运和吸收障碍所引起的维生素 B_1 缺乏状态有关。

四、维生素 B_1 营养水平评价

评价维生素 B_1 的营养状况,可通过测定维生素 B_1 负荷前后的尿维生素 B_1 排泄量,血清维生素 B_1 水平、红细胞转酮醇酶活性及空腹 1 次测定尿液中维生素 B_1 和/或肌酐比率进行评价。

(一)维生素 B_1 负荷前后的尿维生素 B_1 排泄量

摄入过多的维生素 B_1 会从尿中排出,故可利用测定尿中的维生素 B_1 来估计体内维生素 B_1 的状态,因为维生素 B_1 的需要量与其尿排泄量之间具有一定的关系,因此维生素 B_1 负荷试验可以测定维生素 B_1 的营养状况。通常用荧光法或微生物法进行维生素 B_1 的测定,被测者于清晨排尿后禁食,给维生素 B_1(口服 5 mg 或肌内注射 1 mg),然后饮水 200 mL,收集 4 小时尿,测定尿中维生素 B_1 量,若在 100 μg 以上者为正常,脚气患病常低于 50 μg。

(二)血清维生素 B_1 水平

因为血中的游离维生素 B_1 及其磷酸盐的含量很低,故测血中的维生素 B_1 水平作为维生素 B_1 营养状况的指标一直未被广泛采用,但是,近年来采用灵敏的高效液相色谱法,此方法简单而可靠,易于标准化,但因其参考值幅度较广,血中含量不稳定,不能及时反映早期缺乏状况,故临床很少采用。正常参考值为 $103 \sim 306$ nmol/L($3.1 \sim 9.2$ μg/dL),如血清维生素 B_1 水平 <100 nmol/L(3 μg/dL),则提示维生素 B_1 缺乏。

(三)红细胞转酮醇酶活性

这是测定维生素 B_1 营养状况的特异性指标,也是评价维生素 B_1 营养状况的最有效指标。在临床维生素 B_1 缺乏的症状出现之前,红细胞转酮醇酶已有改变,故称为亚临床诊断或边缘状态的检查。通过测定溶解的红细胞中戊糖消失率或己糖出现率来测量红细胞转酮醇酶活性。采用体外不加(基础)或加入维生

素 B_1 焦磷酸盐(刺激)后测定红细胞转酮醇酶的活性,通常以基础活性(红细胞转酮醇酶 A)或以刺激后活性与基础活性之差占基础活性的百分率(红细胞转酮醇酶-AC 活性系数或维生素 B_1 焦磷酸盐效应)来表示。维生素 B_1 缺乏与红细胞转酮醇酶 A 的降低与红细胞转酮醇酶-AC 的增加有联系;红细胞转酮醇酶-AC 值越高,则维生素 B_1 缺乏越严重。维生素 B_1 焦磷酸盐效应的正常参考值为 $0\%\sim15\%$,维生素 B_1 低水平时为 $16\%\sim20\%$,缺乏时 $>20\%$。

(四)空腹 1 次测定尿液中的维生素 B_1/肌酐比率

其正常值为 $176~\mu g/g$ 肌酐,幼儿如低于 $120~\mu g/g$ 肌酐,$4\sim12$ 岁小儿低于 $60~\mu g/g$ 肌酐则为维生素 B_1 缺乏。

五、诊断

依靠病史、临床症状和体征、实验室检查和实验性维生素 B_1 治疗可作出可靠诊断。

(一)病史

患儿是否有维生素 B_1 摄入不足,已添加辅食的小儿,是否有长期食用精白米、面及有无偏食。有无妨碍维生素 B_1 吸收和利用的疾病,如慢性消耗疾病、胃肠道疾病、肝胆系统疾病等。患儿是否存在维生素 B_1 需要量增加的因素,如生长发育阶段、发热及甲状腺功能亢进等。

(二)临床特点

有无周围神经炎的表现,如肌肉萎缩、感觉异常、跟腱及膝反射异常。有无进行性水肿、心脏扩张肥厚、心率增加、脉压加大。能除外其他心脏病的心力衰竭。有无其他营养缺乏的征象。

(三)实验室检验

可通过测定维生素 B_1 负荷前后尿维生素 B_1 排泄量、血清维生素 B_1 水平、红细胞转酮醇酶(红细胞转酮醇酶)活性及空腹 1 次测定尿液中的维生素 B_1/肌酐比率等实验室检查帮助诊断。

六、治疗和预防

(一)去除病因

仔细询问病史,查明缺乏维生素 B_1 的原因,治疗造成维生素 B_1 缺乏的原发性疾病,如发热、感染、甲状腺功能亢进等。

(二)饮食

增加含维生素 B_1 丰富的食物的摄入量,并注意合理配合。如果乳母维生素 B_1 缺乏,应及时予以补充,避免婴儿发生维生素 B_1 缺乏症。未精制的粮谷类中维生素 B_1 丰富,故碾磨精度不宜过度。豆类、坚果类、瘦肉及内脏维生素 B_1 也较为丰富。蛋类、绿叶菜(芹菜叶、莴笋叶)等也是维生素 B_1 的良好来源,应充分加以利用。

(三)应用维生素 B_1 治疗

小儿症状较轻,一般维生素 B_1 的剂量为 5 mg/d;重症则需 10 mg/d 静脉注射,每天 2 次,如症状缓解,则可改为口服。用维生素 B_1 治疗,神经症状一般于 24 小时内缓解,心脏症状一般于 24～48 小时缓解,而水肿则需 48～72 小时缓解,运动无力的恢复一般时间较长,需 1～3 个月。如口服有严重不能耐受的不良反应;长期腹泻、呕吐或大部分小肠切除后需要全肠外营养维持者可通过肠外途径予以补充。

第四节　维生素 B_6 缺乏症

维生素 B_6 有 3 种形式,即吡哆醇、吡哆醛和吡哆胺。这 3 种形式通过酶可互相转换。吡哆醛及吡哆胺磷酸化后变为辅酶磷酸吡哆醛及磷酸吡哆胺。吡哆醇为人工合成的产品,在植物中也有;在动物体内,多以辅酶磷酸吡哆醛及磷酸吡哆胺的形式存在。

一、病因

(一)膳食组成的影响

因为 5-磷酸吡哆醛是氨基酸代谢中许多酶的辅酶,故蛋白质代谢需要维生素 B_6 的参与,当膳食中蛋白质的摄入量高时,维生素 B_6 的需要量也多,如以蛋白质摄入量为基础计算,摄取 100 g 蛋白质,每天需摄入维生素 B_6 1.5～2.5 mg。每天适宜摄入量:婴儿为 0.1～0.3 mg,儿童为 0.5～1.5 mg。

(二)摄入不足

婴儿由于母亲维生素 B_6 摄入不足,引起乳汁中维生素 B_6 的分泌量减少,或者人工喂养的婴儿,牛乳经过多次加热、煮沸,造成维生素 B_6 的破坏,均可造成

婴儿的维生素 B_6 缺乏。

(三)需要量增加

儿童生长发育速度较快,需要量也相对较多。如小儿患结核、水痘、肺炎以及高热时,维生素 B_6 的消耗增加,如未予及时补充,则造成维生素 B_6 的缺乏。患甲状腺功能亢进时,维生素 B_6 辅酶活力降低,维生素 B_6 的需要量增加。

(四)药物影响

异烟肼、环丝氨酸、L-多巴、肼苯达嗪、D-青霉胺、四环素等均可导致维生素 B_6 缺乏。异烟肼、肼苯达嗪与维生素 B_6 形成非活性衍生物,加速了维生素 B_6 排泄;青霉胺、环丝氨酸是维生素 B_6 的抗代谢剂,均会加重维生素 B_6 缺乏。

(五)吸收障碍

如患有消化系统疾病,如慢性腹泻、肠道感染、肠吸收不良综合征等疾病均可减少维生素 B_6 的吸收。

二、临床表现

虽然明显缺乏维生素 B_6 的症状较为少见,但是轻度缺乏却比较多见。当人体缺乏维生素 B_6 时,常伴有其他营养素的缺乏,尤其是其他水溶性维生素的缺乏,特别是维生素 B_2,因维生素 B_2 参与维生素 B_6 的代谢。

(一)生长发育不良

维生素 B_6 缺乏的患儿,氨基酸、蛋白质代谢异常,在婴儿期表现为生长发育迟缓。还可出现贫血。

(二)皮肤脂溢性皮炎

维生素 B_6 缺乏可致眼、口腔和鼻周围皮肤脂溢性皮炎,并可向面部、前额、耳后等扩展。也可导致舌炎、口炎、口唇干裂。

(三)神经精神系统症状

个别伴有神经系统症状,如兴奋性增高、尖声哭叫、全身抽搐。6 个月内的小儿可因频繁抽搐而导致智力发育障碍。

(四)消化系统症状

常伴有一些胃肠道症状,如恶心、呕吐、腹泻等。

(五)感染

维生素 B_6 对免疫系统也有影响。维生素 B_6 缺乏,细胞介导免疫系统受损。

Talbot 和 Meydani 等学者研究发现,如补充吡哆醇,对淋巴细胞增殖会产生有利的作用。有研究表明,维生素 B_6 缺乏会损害 DNA 的合成,故对维持免疫功能很重要。因此,如维生素 B_6 缺乏,抗体生成减少,容易发生感染。

三、营养状况评价

评价体内维生素 B_6 水平的方法包括直接法(如血浆磷酸吡哆醛浓度、血浆总维生素 B_6 浓度或尿维生素 B_6 浓度测定)和间接法(尿色氨酸降解产物的水平、红细胞内依赖性维生素 B_6 酶活性或血浆高半胱氨酸含量的测定)。

(一)直接法

1.血浆磷酸吡哆醛浓度测定

血浆 5-磷酸吡哆醛是肝脏维生素 B_6 的主要存在形式,并且反映组织中的储存,但是血浆 5-磷酸吡哆醛对该种维生素摄入量的反应相当缓慢,需要 10 天才能达到一个新的稳定状态。但在评价时应考虑可能影响磷酸吡哆醛浓度的各种因素,如蛋白质的摄入增加、碱性磷酸酶的活性升高都可使血浆磷酸吡哆醛浓度下降。目前是以 20 nmol/L 血浆磷酸吡哆醛浓度为评价维生素 B_6 营养状况的指标。但胎儿体内 5-磷酸吡哆醛浓度非常高,出生后第一年内迅速降低,然后降低缓慢。所以,评价新生儿及婴儿维生素 B_6 的营养状况较困难。

2.血浆总维生素 B_6 浓度测定

本方法较为简单,是了解体内维生素 B_6 营养状况的敏感指标,但是测定值的波动较大,因此限制了它的使用价值。

3.尿中维生素 B_6 浓度测定

尿中维生素 B_6 排泄,特别是 4-吡哆酸的排泄,已被广泛用于研究维生素 B_6 的需要量。吡哆酸的排泄量约占维生素 B_6 摄入量的 50%,4-吡哆酸的排出量反映近期膳食维生素 B_6 摄入量的变化,正常尿内排泄 4-吡哆酸量 >0.8 mg/d,如果 <0.2 mg/d,即表明维生素 B_6 缺乏。

(二)间接法

1.尿中色氨酸降解产物的水平

尿中黄尿酸的排出量是维生素 B_6 缺乏的最早标志物之一。正常情况下,黄尿酸是一种微量的色氨酸降解产物,色氨酸降解的主要途径是通过 5-磷酸吡哆醛依存的犬尿氨酸酶。微量黄尿酸也涉及 5-磷酸吡哆醛依存的酶。维生素 B_6 缺乏时,色氨酸的代谢产物及衍生物生成增加,由尿排出体外。黄尿酸能可靠地反映维生素 B_6 的营养状况,给予色氨酸负荷剂量(色氨酸 $50\sim100$ mg/kg,配成溶液,总量<2 g),通过测定色氨酸降解产物来评价维生素 B_6 的营养状况,维生素 B_6 缺乏患儿的尿中黄尿酸排出量>50 mg。

2.红细胞内依赖性维生素 B_6 酶活性的测定

红细胞内需要磷酸吡哆醛酶,如谷丙酮酸转氨酶(EGPT)、谷草酰乙酸转氨酶(EGOT)、天门冬氨酸转氨酶等,也是评价体内维生素 B_6 营养状况的敏感指标。常将红细胞加或不加磷酸吡哆醛之比作为评价维生素 B_6 营养状况的指标,加上磷酸吡哆醛测定谷丙或谷草转氨酶的活性,如活性上升 20% 以上,表明维生素 B_6 缺乏。

EGOT 指数=EGOT+磷酸吡哆醛/EGOT-磷酸吡哆醛

EGPT 指数=EGPT+磷酸吡哆醛/EGPT-磷酸吡哆醛

EGOT 活性指数≤1.80 为正常,EGPT 活性指数≤1.25 为正常。最近也有学者测定天门冬氨酸酶的活性作为评价维生素 B_6 营养状况的指标,但测定数值变异较大,使其应用受到了限制。

3.血浆高半胱氨酸的含量

最近提出以血浆高半胱氨酸作为评价维生素 B_6 营养状况的指标。因为高半胱氨酸的降解开始于转硫化到半胱氨酸的过程,涉及 5-磷酸吡哆醛依存酶。但最近有研究表明,叶酸和维生素 B_{12} 与血浆高半胱氨酸的水平关系更密切。

四、诊断

依靠病史、临床症状和体征、实验室检查可作出诊断。

(一)病史

仔细询问病史。患儿是否有摄入不足、偏食厌食;是否合理膳食,各营养素的比例是否合理;有无妨碍吸收和利用的疾病,如慢性消耗疾病、胃肠道疾病等影响吸收的疾病;患儿是否存在需要量增加的因素,如生长发育速度较快、发热等;近来是否服用影响维生素 B_6 活性的药物。

(二)临床表现

婴儿有无生长发育不良,惊厥、抽搐等神经系统表现,以及末梢神经炎、皮炎、口腔、鼻周围皮肤脂溢性皮炎和贫血等表现。

(三)实验室检验

可通过测定血浆中磷酸吡哆醛(磷酸吡哆醛)浓度、血浆总维生素 B_6 浓度、尿中的维生素 B_6 浓度、尿中色氨酸降解产物的水平、红细胞内依赖性维生素 B_6

酶活性、血浆高半胱氨酸的含量等方法帮助诊断。

五、预防及治疗

(一)去除病因

询问病史,了解患儿喂养情况及辅食添加情况,查明缺乏维生素 B_6 的原因,治疗消化道疾病、慢性消耗性疾病及感染等造成维生素 B_6 缺乏的疾病,以去除病因。

(二)调整饮食

维生素 B_6 推荐的每天适宜摄入量:6 个月以下的婴儿为 0.1 mg,较大婴儿增加为 0.3 mg;1~3 岁为 0.5 mg,4~6 岁为 0.6 mg,7~13 岁为 0.7~0.9 mg,14 岁以后为 1.1~1.2 mg,乳母为 1.9 mg。合理补充含维生素 B_6 丰富的食物,并注意合理搭配。高蛋白质、低碳水化合物饮食时,应适当增加维生素 B_6 的摄入,如果乳母维生素 B_6 缺乏,应及时予以补充,避免婴儿发生维生素 B_6 缺乏症。人工喂养的婴儿,牛乳不宜经过多次加热、煮沸,避免造成维生素 B_6 的破坏,造成婴儿的维生素 B_6 缺乏。如存在维生素 B_6 缺乏,应多摄入含维生素 B_6 丰富的食物,如肉类、水果、蔬菜、谷类食物,都含有一定量的维生素 B_6。

(三)维生素 B_6 治疗

通常用维生素 B_6 10~20 mg/d 足量治疗,连续 3 周,症状好转后,减量为 2~5 mg/d,根据症状连续用数周即可。婴儿如静脉注射 10 mg 维生素 B_6,可立即缓解由维生素 B_6 缺乏所引起的抽搐;如用 10 mg/d 口服,需 1~2 周方可缓解。如辅用异烟肼,应按照 100 mg/d 异烟肼补充 10 mg/d 维生素 B_6 的比例进行补充;如服用如青霉胺、环丝氨酸等维生素 B_6 拮抗剂,应补充 2 mg/kg 的维生素 B_6。如口服有严重不能耐受的不良反应;长期腹泻、呕吐或大部分小肠切除后需要全肠外营养维持者可通过肠外途径予以补充。

六、维生素 B_6 依赖症

(一)维生素 B_6 依赖性惊厥

这种疾病可能由于在神经系统中,磷酸吡哆醛与谷氨酸脱氨酶的辅基酶蛋白不能合成,使 γ-氨基丁酸合成减少,γ-氨基丁酸是中枢神经系统抑制性神经递质,其脑内浓度降低,造成惊厥阈降低。多发生于出生数小时至 3 个月的婴儿,出现反复惊厥,抗癫痫药物治疗无效,静脉注射维生素 B_6 后可缓解,通常使用维生素 B_6 5~10 mg 静脉注射,维持剂量为 10~25 mg/d,该病治疗需维持终身。如患儿出生后不积极予以治疗,可能出现智力低下。

(二)维生素 B_6 依赖性小细胞低色素性贫血

5-磷酸吡哆醛是血红蛋白合成的第一步反应(甘氨酸与琥珀酸结合生成δ-氨基乙酰丙酸)过程中不可缺少的辅酶,该疾病可能由于δ-氨基乙酰丙酸合成缺陷,从而导致血红蛋白合成障碍。其血液学表现为低色素性贫血,骨髓中红细胞增生活跃,骨髓和肝内有含铁血红素沉着。贫血很少发生周围神经病变。用维生素 B_6 0.1～1.0 g/d 治疗 3～4 天后网织红细胞迅速增加。

(三)高胱氨酸尿症

患儿表现为智力低下、骨骼畸形、肌肉发育不良,其中 80% 患儿伴有视力障碍,30% 患儿有类似 Marfan 综合征的心脏病。部分病例给予大剂量维生素 B_6 治疗,高胱氨酸尿消失,但也有部分病例无效。

(四)胱硫醚尿症

胱硫醚酶是维生素 B_6 依赖酶,如维生素 B_6 缺乏,胱硫醚酶的活性降低,胱硫醚不能分解,积聚在体内,患儿表现为智力迟滞、肢端肥大、耳畸形、耳聋、血小板减少、肾性尿崩症,易发肾结石。应用大剂量维生素 B_6 治疗,具有一定的疗效。

第五节 维生素 K 缺乏症

维生素 K 分为两大类:一类是脂溶性维生素 K_1(从植物中提取)和 K_2(从微生物中提取,也可由肠内细菌制造),另一类是水溶性维生素 K_3 和 K_4(由人工合成),其中以 K_1 和 K_2 最为重要。维生素 K 是促进血液凝固的化学物质之一,是四种凝血蛋白(凝血酶原、转变加速因子、抗血友病因子和司徒因子)在肝内合成必不可少的物质。维生素 K 的缺乏将导致凝血功能失常而出现出血。维生素 K 缺乏症是由于维生素 K 缺乏引起的凝血障碍性疾病。

一、病因

本病的发病原因是体内维生素 K 缺乏,使凝血因子Ⅱ、Ⅶ、Ⅸ、Ⅹ在肝内合成不足,从而引起出血。

二、分类

(一)早发型

多见于新生儿出生后 24 小时内发病。在婴儿出生后第一小时内即可出现,可导致致命性出血。发病原因如下。

(1)母体缺乏维生素 K,维生素 K 经胎盘转运不足,经放射免疫方法检测大部分新生儿脐血中维生素 K 缺乏。

(2)孕期药物影响:母亲怀孕期间服用影响维生素 K 代谢及合成的药物能导致新生儿期维生素 K 缺乏。如果长期应用抑制肠道内细菌生长的药物,如广谱抗生素和肠道内不易吸收的磺胺类药物,能抑制肠道内寄生的非致病菌,减少肠道内维生素 K 的合成,导致维生素 K 的缺乏。摄入过量的维生素 A,也能抑制维生素 K_2 的肠内合成,并且因为维生素 K_1、K_2 均为脂溶性物质,其他脂溶性维生素(如 A 和 D)都能影响其吸收。口服抗凝药物(如双香豆素)的结构与维生素 K 相似,可与维生素 K 竞争,减少凝血酶原在肝脏内的合成;孕妇服用抗惊厥药物后,可经胎盘输送,并以类似抗凝药物的作用来抑制维生素 K 的生成,引起新生儿维生素 K 的缺乏。

(二)经典型

生后 2～3 天发病,早产儿可迟 2 周。其原因如下。

1.单纯母乳喂养

母乳喂养是婴儿最佳的喂养方式已得到公认,应该大力提倡和推广,但由于人乳中含维生素 K 的量极低,平均为 15 $\mu g/L$(牛奶中含量为 60 $\mu g/L$)。故如单纯母乳喂养的婴儿未给予适当量的维生素 K 的补充,很容易导致维生素 K 的缺乏。据相关文献报道,90%以上的维生素 K 缺乏出血是发生在母乳喂养的婴儿中。

2.吸收利用功能不良

新生儿(特别是早产儿)胆汁分泌有限,且胆汁中胆酸含量低,脂肪及脂溶性维生素的吸收有限,影响维生素 K 的吸收;新生儿及早产儿肝脏功能未发育成熟,使凝血因子 Ⅱ、Ⅶ、Ⅸ、Ⅹ 在肝内合成不足,以至维生素 K 依赖因子生成减少。

肠道细菌可合成一部分维生素 K,但新生儿出生时肠道内无细菌,维生素 K 合成减少。

(三)迟发型

多发生于出生后 1 个月。发病原因如下。

1.摄入不足

新生儿吃奶量少且母乳中维生素含量低,初乳中几乎不含维生素 K,如长期单纯母乳喂养,未及时添加辅食,未添加含维生素 K 丰富的蔬菜、水果,均可引起维生素 K 缺乏。

2.吸收不良

因慢性腹泻、溃疡性结肠炎、肠切除、囊性纤维化等疾病引起的小儿肠道吸收不良,均可引起维生素 K 吸收障碍;胆道阻塞、胆瘘等胆道梗阻性疾病、胆汁缺乏性疾病,也可影响维生素 K 的吸收。

3.利用障碍

新生儿肝炎、新生儿败血症及病毒感染等任何原因引起的肝脏损害均可影响维生素 K 依赖因子的合成。

4.合成减少

肠道细菌也可合成部分维生素 K,在婴儿于肠道菌落出现后,维生素 K 缺乏则明显减少,长期应用抗生素抑制肠道内的正常细菌的生长。

三、临床表现

临床上以出血为主要表现。早发型者可有头颅血肿和颅内、胸腔内出血。经典型者往往首发症状是脐带出血及胃肠道出血。脐部出血不能用脐带结扎不良来解释,轻者为渗血,重者则出血不止;胃肠道出血则表现为不同程度吐血和便血。其次是皮肤出血,多见于分娩时挤压处,轻者为瘀点和紫癜,重者可形成大片瘀斑和血肿;也可见于采血及注射部位、术后伤口处渗血不止。颅内出血少见,但早产儿由于毛细血管脆性增加,往往预后不良。迟发型者约 90%见于单纯母乳喂养儿,单纯母乳喂养儿维生素 K 缺乏性出血的机会是人工喂养儿的15~20 倍,如合并腹泻、使用抗生素、肝胆疾病和长期禁食患儿更易发生,常见急性或亚急性颅内出血,以蛛网膜下腔、硬膜下、硬膜外出血为多见,脑室、脑实质出血少见,临床上有严重的中枢神经系统功能失常及颅内高压的表现,表现为高声尖叫、频繁呕吐、反复抽搐,严重的患儿可出现昏迷。同时可伴有出血性贫血。

四、实验室检查

凝血酶原时间延长,多数延长至正常对照的 2 倍以上,轻度维生素 K 缺乏只有凝血酶原时间延长,临床无出血倾向。陶土部分凝血活酶时间延长,凝血因子Ⅱ、Ⅶ、Ⅸ、Ⅹ因子活性明显降低,第Ⅶ因子首先降至最低,第Ⅶ因子减低后凝血酶原水平即下降但较缓慢,第Ⅸ、Ⅹ因子也有不同程度地减少。凝血酶原检测是维生素 K 缺乏的可靠证据。

如疑有颅内出血者应进行 B 超、CT 或 MRI 检查,以了解出血情况。必要时可行维生素 K 的检测。

五、诊断

根据病史、症状、体征及临床表现、辅助检查可作出诊断。

(一)详细询问病史

了解患儿的喂养情况及辅食添加情况。多见于单纯母乳喂养儿,生后 3 个月内的婴儿,未接受过维生素 K 预防。

(二)观察病情

新生儿出血症多见于出生后 1～7 天,以胃肠道出血为多见,病情较轻,凝血酶原时间延长,血小板、出血时间均正常,给予维生素 K 治疗效果良好,数小时或 24 小时后出血倾向明显好转。

迟发性新生儿出血症,大多表现为颅内出血、烦躁不安、脑性尖叫、拒奶、嗜睡。体检发现前囟饱满,颅缝增宽,Moro 反射、觅食反射消失。不伴其他部位出血的患儿,易误诊为颅内感染,而迟发性新生儿出血症表现为突然起病,无明显感染中毒症状,贫血发展迅速而严重,故可与颅内感染相鉴别。辅助检查也有助于该诊断,脑脊液检查呈现均匀一致的血性和皱缩红细胞,但脑脊液检查正常也不可以完全排除此病,且病情危重者不宜进行该项检查。进行 B 超、CT 及 MRI 检查有助于诊断,不仅可确定出血部位、范围,还可随访疗效,进行预后判断。

六、治疗

有出血现象时,应立即注射维生素 K 2 mg,可迅速改善出血,胃肠道出血者应暂禁食,给予静脉营养支持,止血后应根据适当情况纠正贫血,严重者可输全血或血浆 10～20 mL/kg。

如有颅内出血,首先要加强护理,保持安静,维持通气,抬高头肩部,推迟喂奶,控制补液;如有高声尖叫、频繁呕吐、反复抽搐等表现,应对症止惊,降低颅内压,恢复脑细胞功能;同时要及时止血、纠正贫血。严重者可手术清除血肿。

七、预防

预防新生儿维生素 K 缺乏症应从孕妇开始,分娩前数周即可口服维生素 K 20 mg,能预防新生儿维生素 K 缺乏所致的低凝血酶原血症。乳母应多吃蔬菜、水果以提高乳汁中维生素 K 的含量。

参考文献

[1] 邹国涛.儿科常见疾病临床诊疗实践[M].北京:中国纺织出版社,2022.

[2] 夏正坤,黄松明,甘卫华.儿科医师诊疗手册[M].北京:科学技术文献出版社,2021.

[3] 杨建美,曹慧芳,郎晓剑.儿科常见病诊疗技术[M].长春:吉林科学技术出版社,2021.

[4] 萧建华.儿科临床规范诊疗与新进展[M].北京:科学技术文献出版社,2020.

[5] 崔清波,邵庆亮.儿科疾病诊疗与康复[M].北京:科学出版社,2021.

[6] 马晓花.实用临床儿科疾病诊疗学[M].长春:吉林科学技术出版社,2022.

[7] 吴超,王佩瑶,雷大海,等.现代临床儿科疾病诊疗学[M].开封:河南大学出版社,2021.

[8] 许铖.现代临床儿科疾病诊疗学[M].天津:天津科学技术出版社,2020.

[9] 赵小然,代冰,陈继昌.儿科常见疾病临床处置[M].北京:中国纺织出版社,2021.

[10] 王敏,杨丽霞,牛宛柯.儿科常见病诊断与治疗[M].北京:世界图书出版有限公司,2021.

[11] 陈莹,齐雪娇,李霞,等.儿科常见疾病预防与诊治[M].哈尔滨:黑龙江科学技术出版社,2021.

[12] 苏娟.临床儿科疾病与儿童保健[M].哈尔滨:黑龙江科学技术出版社,2021.

[13] 高玉梅,徐莎莎,焦东立,等.实用临床儿科常见病诊治精要[M].哈尔滨:黑龙江科学技术出版社,2021.

[14] 朱燕.儿科疾病护理与健康指导[M].成都:四川科学技术出版社,2022.

[15] 刘瀚旻.基层儿科常见症状与疾病[M].北京:人民卫生出版社,2022.

[16] 徐迪.小儿泌尿外科疾病诊疗指南[M].福州:福建科学技术出版社,2020.

[17] 徐玮玮.小儿常见病综合诊疗学[M].南昌:江西科学技术出版社,2020.

[18] 盖壮健.儿科常见疾病诊疗学[M].沈阳:辽宁科学技术出版社,2022.

[19] 于吉聪.临床儿科诊疗进展[M].哈尔滨:黑龙江科学技术出版社,2020.

[20] 王永清.儿科基本诊疗备要[M].苏州:苏州大学出版社,2022.

[21] 郭燕.临床儿科诊疗思维与实践[M].长春:吉林科学技术出版社,2020.

[22] 张大宁,闫梅,布治国,等.临床儿科疾病诊治与急症急救[M].哈尔滨:黑龙江科学技术出版社,2021.

[23] 王健.新编临床儿科诊疗精粹[M].上海:上海交通大学出版社,2020.

[24] 王婷,张京晶,范勇.儿科常见疾病诊疗与护理[M].广州:世界图书出版广东有限公司,2021.

[25] 杜爱华.儿科诊疗技术与临床实践[M].北京:科学技术文献出版社,2020.

[26] 刘丽.儿科诊疗技术与临床应用[M].北京:科学技术文献出版社,2020.

[27] 郭勇,张守燕,郑馨茹,等.儿科疾病治疗与急救处理[M].哈尔滨:黑龙江科学技术出版社,2022.

[28] 刘庆华.现代儿科常见病临床诊疗[M].汕头:汕头大学出版社,2020.

[29] 郝菊美.现代儿科疾病诊疗[M].沈阳:沈阳出版社,2020.

[30] 毛庆花,冯萍,王怡,等.实用儿科疾病诊疗思维[M].北京:科学技术文献出版社,2021.

[31] 周立.临床儿科疾病诊疗[M].北京:科学技术文献出版社,2020.

[32] 王伟丽.儿科与新生儿疾病诊疗实践[M].北京:科学技术文献出版社,2021.

[33] 梅梅.儿科学基础与诊疗要点[M].北京:中国纺织出版社,2021.

[34] 王翠霞.儿科常见病诊疗常规[M].天津:天津科学技术出版社,2020.

[35] 吕伟刚.现代儿科疾病临床诊治与进展[M].开封:河南大学出版社,2021.

[36] 贺蓉,张雪,陈文霞,等.利奈唑胺联合布地奈德治疗儿童肺炎的效果观察[J].中国实用医药,2020,43(10):2061-2064.

[37] 李春玉,张迪,王丽敏,等.维生素D与小儿迁延性腹泻的相关性研究[J].微量元素与健康研究,2023,40(2):80-81,84.

[38] 唐培东.布地奈德雾化吸入治疗小儿呼吸道感染的疗效分析[J].世界最新医学信息文摘,2022,22(79):34-37.

[39] 韩啸,吴继志,孙耀文.MSCT联合超声心动图对小儿先天性心脏病心血管畸形的诊断价值[J].中国妇幼健康研究,2022,33(6):86-90.

[40] 谭晓莉,张翼.小儿呼吸道感染临床药物治疗效果观察[J].世界最新医学信息文摘,2021,21(74):79-80.